U0053254

# 不在時區的日子裡，謝謝你還在

THANK YOU FOR STILL BEING THERE

心理系躁鬱少女的「現實」動態

海希——著

# 各家推薦

面對任何情緒或是心理關卡，面對與了解是基本功之一。作者以自身經驗再加上學習所粹鍊出來的心得，非常值得一讀。

蔡宇哲〈台灣應用心理學會理事長／哇賽！心理學創辦人兼總編輯〉

心理疾病是相當私密的事情，患者往往盡可能隱藏自己，但又渴望被理解與支持，更期待獲得共鳴——原來我們都一樣。本書作者海希對外訴說自己罹患心理疾病的經驗，將能為許多有相同遭遇者帶來力量；更能面對未知、恐懼與羞愧。

陳志恆〈諮商心理師／作家〉

你什麼都會跟親密的人說，但最私密的永遠藏在日記。

海希便是以此透過日記，真實的揭露自己生病時的各種樣貌。

若非海希勇敢將私密的日記公開，我無法透過這些「現實」動態，來逼迫自己憶起我生病的那段日子，重新同理當時的自己。

這個時區你勢必是該躲進來看一下，你會發現你不必總是面向陽光。因為世界上，也有一種天堂是來自於黑暗。

失予〈作家〉

# 自序

對我而言，這本書的誕生是很奇妙的過程。

一直以來，有持續記錄生活的習慣，不論是手寫日記或者網路書寫，我想要捕捉生命中每個觸動人心的時刻，高興、悲傷、憤怒、焦急、感動、委屈、挫敗、激動等等，都是特別珍貴、值得收藏的回憶。尤其在生病之後，書寫更成為一種宣洩、自我探索、自我療癒的管道。

寫書這件事情，我是想過的，小學的時候不知天高地厚地想成為一名作者，長大以後，現實讓我知道這是一件不容易的事情，可是，心裡還是懷著一絲希望的火光，我想讓大家參與我的故事；我想跟大家分享精神疾患教會我的事情；我想告訴自己就算生病還是有自己的價值。所以，我始終盼望這個機緣出現。

大約是二〇一八年九月底的時候，輕躁期來得猝不及防，我做了許多過往不會做的事情，突然自己一個人跑到海邊玩、答應了許多聚會的邀約、在網路上騷擾了不少陌生人、說話停不下來，當下的我並沒有發現自己的不對勁，只覺得力量暴增，告訴自己什麼都可以嘗試，直到隨後而至的鬱期將我打回現實，意識到自己沒辦法一下子做那麼多事。短短一週左右的輕躁期，使我的生活失序，帶給我前所未有的震撼，然而，也是那時候，我將草草從網路平台的文章彙集成幾乎沒有整理過的書稿，寄到我所知道的十幾、二十間出版社。

過了一段時間，由於身心狀況太差，醫師建議我住院休養。急性病房無法使用3C產品，我委託妹妹代為接受訊息、信件。大約那時候，一封封退稿信寄來，儘管失落，卻是意料之中，直到某天，探病的妹妹帶來了過稿的消息。謝謝秀威給予這麼棒的禮物。

這本書的內容，大多整理自過去在Instagram、Ep等網路平台撰寫的文章，依據主題劃分章節，每個主題中以時間排序。從大一初病至今大四已然三年，每個時期使用的網路平台不同、撰寫方式不同、關注的焦點也不同，期望可以呈現不同階段的心境轉折以及較為完整的病程。其間穿插補記（補充原文內容）、QRcode（可運用的網路資源）及心理小學堂（從系上課程或者治療過程學習到的心理學小知識），附錄也委請身邊的人分享與我相處的經驗、看法。一方面希望自助小技巧能讓病友們更認識自己一點，另一方面盼望能幫助病友身邊的人更了解他們，再者，期待「身為心理系學生的病人」這個角色，可以成為聯繫醫病雙方觀點的橋樑。而這本書對我的意義不只是疾病書寫，也是在病中探索自我、尋找自我的過程，更是練習與自己、與世界相處的歷程。

閱讀本書的過程中，或許您會在其中感受到強烈的情緒，或許您會在其中看見自己，如果閱讀過程中感到不適，請暫時放下書本，走一走、做其他事情，告訴自己：「沒事、沒事、沒事，我現在是安全的，我能幫助自己平靜下來。」等到準備好，再繼續閱覽。

謝謝翻開此書的您，但願我們能一起走一段生命的旅程。

# 前言

我是海希，二十二歲心理系女孩，雖然不太喜歡疾病的標籤，但在精神醫學的診斷上，是躁鬱症、焦慮症患者。這本書是十九歲罹病以來的紀錄，正文前，想先說一說之前的故事。

或許跟大眾對於患者的印象不太一樣，我的童年平凡，家庭健全，身心康健，人際關係良好，也沒有經歷特殊或重大的事件，成績單上的評語不外乎品學兼優、謙恭有禮、專志向學等，頂多是安靜了點，沒有人會認為這樣的孩子有什麼問題。

十四歲那年，平靜的世界開始被顛覆，那是跨縣市就讀國中一年多後，我不知道自己怎麼了，只是覺得快樂不起來，開始不願意和師長、同學交流，上課老是趴著聽講，成績一落千丈，心智性情也有明顯退化、愈加孩子氣，甚至屢屢以尖銳物品劃傷手臂。導師察覺我的不對勁，將我轉介給輔導老師的同時，亦請家人帶我到兒童青少年門診就醫，然而，一般民眾對於精神疾患的了解十分有限，加上社會的氛圍難免讓父母諱疾忌醫，於是不了了之。大人們無法理解我的脫序，沒有人真正知道怎麼幫助我，這樣的狀況持續一年左右，不知怎地，漸漸復原，高中三年平安。現在想來，國二，是我第一次與精神疾患交手。

大學如同國一以來的心願，進入心理學系學習，沒想到大一下學期、剛滿十九歲之際，精神疾患再次纏身，與五年前不同的是，書本裡的知識讓我清楚意識到自己可能是生病了，也多了一些能力、權利為自己選擇求助與自助。精神疾患影響的層面不只是「心理」而已，生理、認知、行為等都會發生變化。最一開始，也許是因為心情的普同性，我留意到的不是情緒，而是身體、思考上的變化，有時候會吃不下、睡不好；有時候出不了門；有時候就連冰冷的微笑也無法示人；有時候腦子裡都是亂七八糟的東西，沒辦法專心看書；有時候有種被點中「哭穴」，淚腺卻被抽乾的感覺，齜牙咧嘴卻哭不出來；有時候會想傷害自己……。察覺到這些不尋常的狀況，我才承認自己情緒低落的程度已經不在一般範圍。自此，我的時區不再準時……。

二〇一七年五月，我開始踏上學習與精神疾患共存的旅程……。

# 目次 Contents

# 卷一

# 總是笑著說沒事

我覺得自己好像生病了，
應該去看醫生嗎？
媒體上的精神疾患者好像都很危險，
精神科會是什麼樣的地方呢？
醫師説我得了憂鬱症，
真的有那麼嚴重嗎？
如果別人知道這個祕密，
他們會怎麼看我？
我真的不是故意的，
可是為什麼就連家人也不能理解我呢？
我的生活如此平凡幸福，
怎麼會讓自己變成這個樣子？

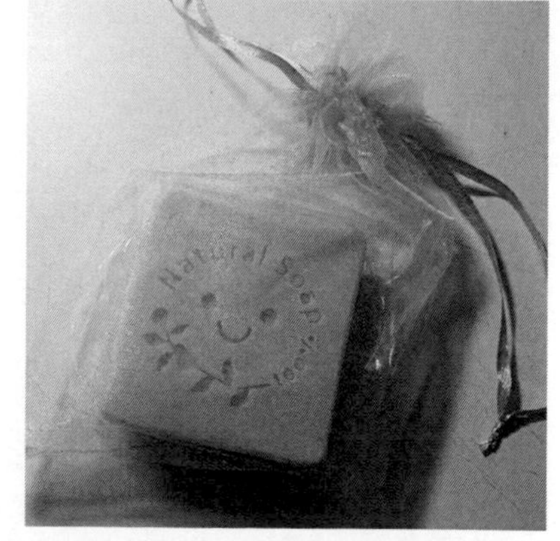

# 初病

## 身心科是什麼樣的呢

### 二〇一七年五月十一日（四）

生命的經驗往往是第二輪的。

然而，耳聞、閱讀而來的，都沒有親身經歷來得真切。

以前，讀課文、聽人家說，身心科都離我好遙遠，從小道消息的各種可怕，到專業課本上的「標準答案」，總覺得身心科是一個很神祕的地方，心理學和精神醫學看人的角度應該是有很大差異的。nature and nurture，生理、心理、社會[1]，這些好像是課本最喜歡的模稜兩可版「標準答案」，之前就是念過去，覺得理所當然，好像在講廢話一般，到了最近，才有感覺，有些大家直覺起來是心理方面的狀況可能真的是生理造成的。

前幾天學校心輔組的諮商，如同過去半年，我繼續習慣性地緘默，心理師繼續耐心地等我、引導我深呼吸放鬆、讓我挑選沙遊[2]的物件陪伴我，我依然靜止在原位不

[1] Nature and Nurutre天性與養育（先天與後天）：心理學家探討人類心智運作、行為的關係，現多採先天、後天皆為影響因子的折衷觀點。biopsychosocial model（生理心理社會模式）：生理、心理、社會（環境）因子的交互作用造就精神疾患。詳見「胖胖小矮人」章節。

[2] 以沙、沙箱、小物件為媒材的一種治療方式。

動，等緊張漸漸消退，等待話語噎在喉頭過後的「嶄露頭角」。晤談快結束時，欲言又止，還是說不出來後面的話語，只是搖頭，打算作罷。然而，心理師察覺了我的不尋常，諮商室接下去的時間有其他人使用，心理師帶我到會議室，要讓我說完，由於牽涉到安全的議題，本來講好的延長五分鐘，最終將近一個鐘頭。

筆談的過程，我只是一直低著頭，彷彿沒臉抬頭，覺得自己很糟糕，怎麼會出現這些狀況，怎麼會讓關心我的人擔心。書寫的內容仍然在迂迴，由於知道打破保密原則[3]會很麻煩，又不知道界線在哪，還是很本能地詢問：「這可以說嗎？」心理師回答我，這是我的專業，規範什麼的我是知道的，所以並非可不可以說，是我選擇要不要說。

學期初好像就有些沒有辦法歸因的情緒，我只解釋成近年壓抑的情感再次開始流轉的關係，到了最近，有些莫名其妙侵襲和消逝的情緒及狀況，才發覺不大對勁。心理師建議我到身心科看看，她說聽起來像是生理的緣故。

身心科是什麼樣子的地方呢？身為心理系學生，自己面臨時，我的第一個反應還是害怕，還是很一般的問題——「身心科是不是都只會開藥」、「能不能不吃藥」、「藥物是不是有很嚴重的副作用」、「一直吃藥不是辦法吧」，我沒有想過這些東西，因為，假使成為治療師要回答個案的這些問題，似乎都有些官方說法。直到自己

[3] 心理師與個案晤談以保密為原則，然而有些情況下，心理師必須依法通報，例如：自傷（殺）、傷（殺）人、家暴、性侵、兒少保護等涉及法律的事情。

親身經歷，才能明白這種感覺多麼徬徨無助、焦慮不安，才真正懂得什麼叫做自己無法控制，而不是大家的普遍性反應「你要快樂一點、想開一點啊」、「你要用意志力戰勝它啊」，縱使現在還是覺得自己荒謬。

我知道自己也能去看診，不需要和家人報備，雖然民法未成年，但未成年並不代表不能自己去看診。總覺得仍須得和爸媽商量，這種事隱瞞不好。不看好像也不會怎樣，要隱藏還是能隱藏得很好，我卻依然好想知道自己是怎麼回事，希望能透過另一種方式了解自己。諮詢了許多人的意見，昨晚，在學姊很深很深地同理下，釐清自己的擔憂，也鼓起勇氣傳訊息給爸媽。我媽說過兩天回家說。我爸簡直是個天才，他第一個反應是叫我不要太早交男朋友。我哭笑不得，這跟男友有何關聯，更何況，我並不打算這麼快進入兩性的親密關係中。

明天要回家了，還是不知道怎麼跟爸媽解釋，船到橋頭自然直吧！

※以病為師：當事情超過意志力可控的範圍，尋求協助也是一種不一樣的勇氣。

# 精神科不是你想的那樣

## 二〇一七年五月十五日（一）

這次之前，沒有想過精神科是什麼樣的地方，雖然沒有太多偏見，不過倒還是被刻板印象影響著。高中時，物理老師問我：「為什麼選擇心理師為志向而非精神科醫師？」我只覺得，不喜歡藥物和問診，喜歡理解一個人的故事。

醫院人滿為患，對於一向不喜歡在大醫院看見老、弱、病的我來說，更是窒人。事先做了一些功課，沒有迷路什麼的，直接到了精神科候診區，這裡倒是沒有用各種五花八門的名稱來包裝「精神科」三字，聽說過一堆奇怪的名字，只為了讓大眾對於精神科不那麼排斥。

出乎意料之外，大家看起來都「很正常」，候診區安安靜靜，沒有太多的喧囂或者撕心裂肺。有幾位患者是從其他科或者不知道哪裡轉診過來的，一位坐輪椅和插鼻胃管的女性，一位拄著拐杖的小女孩，一位中聽又不太能說話、只能發出聲音的奶奶，也見到年輕的大哥哥、看起來像醫院護士之類的漂亮姊姊來看診，各種大雜燴。初診的、複診的、衡鑑的、社工介入的，明明一個診間只有二十初位掛號，整個候診區卻滿滿是人，好幾診才有一個跟診人員忙進忙出，有時候還需要醫師親自出診間來找人，儘管是精神科，還是擺脫不了大醫院的樣貌——忙得要命而沒什麼耐心的跟診人員、候診太久等不及的患者、很想仔細看診卻被時間壓迫的醫師。

我犯蠢了，醫師名字取得太像女生，沒想到是白髮皤皤的男醫師，看起來年紀不是太大，也還算和善。不知道如何表達的緣故，整理了一些相關的日記之類的帶過去，醫師看了一會兒，問了許多問題，說是目前不需要藥物介入，讓我繼續學校的諮商，並注意是否有睡眠、食慾、體重的改變或者無法控制的自傷意念。這個結論對我來說是好的，因為本來就不希望服藥。

看診之旅應該算是落幕了吧？有點像是「逛」了一圈精神科，卻發覺了以前未曾設想的許許多多，也有了比較深刻的感受。因為這是第一次自己去看診，所以也關注到一些生活中以前沒有留意過的。

一、掛號不是件容易的事情，尤其是有些人會希望給自己、家人最好的，想要掛所謂的名醫時，爭搶的程度超乎我的想像。

二、健保以前對我來說只是一張健保卡而已，現在我才明白，健保是多麼可貴的制度，是能夠帶給真正需要的人一些保障的系統。只是看個診，在有健保的情況下便動輒六百元的費用，那麼對於重大疾病患者的醫療費用若沒有健保，又有多少人能負擔得起呢？

三、醫院環境並不是太友善，大家忙進忙出，這些流程、環境對於患者來說，是另一種折磨。能找到診間之類的是一回事，等待又是另一回事，能夠被怎樣對待又是另一回事。就算是對於沒有病痛的我而言，為了看診花了兩個多小時，也是煩躁和虛脫的，那麼，那位候診時需要以鼻胃管進食的女士呢？那位咿咿哦哦的奶奶和她始終盡力耐心哄著她的丈夫呢？對於一些身上有病痛或者心裡難受的人來說，真的能等得了這麼久嗎？這些難熬對他們而言，是不是等於去了一半的性命呢？（精神科的初診表真不是普通難寫，每個字都看得懂，但不知道怎麼寫、寫什麼，到最後還是得可憐的醫師自己寫。）

四、之前，潛伏在FB各個精神疾患的互助社團中，只為了更了解病友，卻很難真的理解他們，除了選擇性緘默[4]的患者、家人很努力地交換資訊之外，憂鬱、躁鬱、焦慮、恐慌之類的社團，比較多是患者的抒情文，很難深入了解，甚至因為憂鬱患者的文章情緒太過強烈，加入沒多久之後便取消通知。現在，才比較能夠同理，當自己的身心不是由自己掌控時，是什麼樣的感覺，什麼叫做不能控制自己，什麼叫做痛不欲生。**他們真的不是故意的，也不是無病呻吟，他們其實是很想好起來的**。關於憂鬱的低靡，關於躁鬱的亢奮和雙極，關於焦慮和恐慌的窒息感與無法出門或社交，關於選緘對於被發現會說話的畏懼，好像能夠理解這些感覺了，**以前這些東西是2D的知識，現在才在3D的世界活了起來**。

4 特定情境無法言語的疾患，部分學者視其為社交焦慮的極端。詳見《不說話的女孩：雖然我們有選擇性緘默症，但是有話想說》、《為什麼孩子不說話》。

感謝上天，給我機會與勇氣，帶著自己去經歷，才能夠遇見以前未曾設想過的世界，對自己和對他人多了一分理解。

〔補記〕

事後回想，我所遇見的這些情況，凸顯了分級醫療的重要性，對於病症較為輕微者，診所的部分負擔費用會低於醫院、醫學中心，另一方面，亦能減輕醫院、醫學中心的病人流量，讓環境空間、醫療設備及資源、醫事人員和其他工作人員的服務等可以發揮最大效益，留給真正需要的人，同時，也讓每位病人的需求都能獲得滿足。

**※以病為師：理解事物最好的途徑就是捨棄成見，帶自己走一遭。**

### 心理小學堂一　精神疾患

書中提及的精神疾患——憂鬱症、躁鬱症、廣泛性焦慮症、創傷後壓力症候群、恐慌症等，皆能於以下網站找到DSM-5（精神疾病診斷與統計手冊）診斷標準，這邊就不一一列舉。

記得在學習精神疾患的章節時，老師與課本都會事先給予一段警語：「當你在閱讀這些內容時，你可能會覺得自己相當符合這些症狀、診斷標準，但是，千萬不要輕易將診斷套用在自己或任何人身上。」一方面，**「正常」與「異常」並非絕對二分，而是連續向度（程度上的差異）**；另一方面，確立診斷需要考量**「當事人的情緒、認知、行為是否偏離所屬文化所接受的範圍」**、**「是不是適應不良」**、**「是否自傷或傷人」**、**「會不會影響人際關係」**等，所謂診斷並非是單純的幾行文字而已。

事實上，臨床上的診斷十分仰賴醫師、心理師的經驗判斷，如果感到不適，仍須盡快就醫尋求專業人員協助。

**➤精神疾患診斷標準**

# 給親愛的你

## 二〇一七年五月十七日（三）

給親愛的你：

給親愛的你，那天在身心科坐立難安的你，那個不斷突破自我、帶著自己去經歷生命每一刻的你。

看診前的你，好擔心身心科是一片混亂的景象；好擔心遇見熟識的人；好擔心異樣的眼光；好擔心如何向親友啟齒自己特別的需要；好擔心被貼上疾病的標籤；好擔心就此被藥物挾持……。家人、朋友、心理師的陪伴和傾聽，讓你更了解自己的擔憂，也願意跨出第一步。

坐在候診區，你不安地觀察周圍的景象，你訝異著大家看起來和常人沒有兩樣，你害怕著身旁的這個人是什麼樣的狀況，你看著初診表上熟識的每個字，卻覺得自己像個文盲、像個笨蛋，不知如何下筆，家系圖怎麼畫？你最近怎麼了？哪時候生病了？你不知道，全部都不知道，腦袋一片空白，到底怎麼寫？你暗罵著初診表的簡略和草率，你思忖著，連診間都還沒進，怎麼知道你生病了、還問你哪時候生病的？你又想著，除了「生病」這個詞，好像也沒有其他替換的詞語。待在候診區兩個小時左右，你的焦躁感不斷上升，你要自己調整呼吸，卻還是緊張得要命，還跑了廁所，可是，你卻發覺了不一樣的精神科。

在診間裡，醫師一個又一個問題，你盡量如實回答，你知道隱瞞對自己沒有好處，你也知道亂說可能會被捕風捉影。就像其他科的診間，一張長桌上擺著電腦，一張黑色的圓椅而非諮商室裡的沙發，醫師一樣地問診、寫英文，不同的是，你說的狀況沒有人能告訴你為什麼，不像其他科，醫師會告訴你，你會有這樣的症狀，是因為哪個器官怎麼了、哪種細菌病毒的關係。哪怕什麼答案也沒得到，連藥也沒開，你離開診間時，多了一分平靜和踏實感，彷彿自己的生命又再次掌握在自己手中，不是被操弄著。

你總是認為，自己好奇怪，自己這麼奇怪是自己的錯誤，是自己不夠努力、不夠堅強，那麼多人有悲慘至極的經歷還是很努力地奮戰著，到底如此幸福的自己，究竟在無病呻吟什麼？心理師告訴你，**並不是生命非得多麼悲慘才會這樣，有時候只是我們的體質比較特殊**，她還說，**準備好就前行，還沒準備好也沒關係，就好好休息吧！**

你終於明白，有些事情可能不是你的誤謬，也終於明白，自己需要的不是自責，而是盡力去幫助自己、給自己一個機會理解自己。這趟旅程，讓你能夠多一點點同理，對於周遭特殊需求的人多一點同理，對於身為一般大眾卻對於藥物瞭若指掌的病友多一點同理，並期待自己能夠對他們多一分溫柔，用適當的方式回應他們的需要。你懂了，**身心科不是什麼可怕的地方，只是讓你多理解自己、幫助自己的途徑**。你也懂了，健康是一件很幸福、很幸福的事情。

※以病為師：痛苦是不能比較的，重要的是如何幫自己療傷。

## 是不是草率了點

**二〇一七年六月四日（六）**

昨天早上，由於身心狀況依舊，再一次求診。在這潮濕的天氣，能夠順利前往診所看完診，沒有成為落湯雞，感恩。

候診時，再一次感覺到精神疾患的不易覺察，從外表看起來，患者其實與一般人無異，這或許也是他們辛苦的地方吧！除了一位瘦骨嶙峋的女孩抓住了我的目光——一位厭食症的女孩。

相較於醫院，診所診間的空間意外地大，護士放我進去那瞬間，突然有種如同一隻小動物押進柵欄中的感覺。有點害怕地凝視眼前那個坐在電腦前的女人，向我招招手、示意我坐下。是一位溫柔耐心的醫師，我說我有帶日記過來，她卻想聽我自己說，以我的速度。當下有些錯愕，但後來想起來，卻也覺得合理，在說話的過程會透露一些文字沒有的訊息，例如：思考邏輯與速度等，這也算是短短幾分鐘內，醫師能夠直接觀察到的客觀依據。

還是醫師式的問診，沒有想到的是，T醫師還簡單地做了些開放式問句、同理等比較諮商的技巧（雖然像是從英文翻譯過來的書籍，有點尷尬卡卡的國文字句）。很妙的是，醫師委婉道：「學校課程學到這邊沒？有沒有覺得自己像depression？」我愣了一下，目前的學習，都是希望不要太快病理化，有些反而是成長歷程所需要面對的晴雨，是生命的滋養。「可是，課本前面會說不要把診斷標準隨意套到自己身上啊。」我說。她問我：「需不需要安眠藥？」我反問：「一定得吃嗎？」她解釋倒不一定要吃，我可以自己決定，由於我難以抉擇，所以改了抗焦慮藥物。「有些人會排斥安眠鎮靜劑。」她說。只有藥單上有診斷，偏偏在領藥前，瞥見了，persistent depressive disorder（持續性憂鬱、輕鬱症），不論我同不同意，你終究還是下了診斷，不是嗎？我苦笑。或許在你眼中，又是一個「病識感[5]」太低的傢伙。

對於這個診斷和用藥，在學姊的關心下，我才發覺自己其實沒有什麼感覺，除了剛出診間有點沉重和沒胃口之外，並沒有戲劇性地嚎啕大哭或者勃然大怒，或許是之前心理學工作坊講師的預測讓我早有心理準備，又或許自己對這個領域有一些初步的

[5] 患者對於自己健康狀態的知覺能力、對於自己所罹患的病症有覺察能力。

認識卻又一知半解，能夠多一些理性卻又帶著天真，畢竟，就只是把一些症狀group起來貼上label而已，比起其他生理上的疾病，有點反果為因的逆向感。或許，我還是不信任精神科、身心科，又或者不願意承認，原本書上的知識逃脫到現實生活中來，挺難以接受的。

依然做了很大眾化的行為，把藥物都查了一遍，也對於藥物分級、藥物的成癮性有了好奇，一邊查詢，一邊覺得書到用時方恨少，對於藥理一竅不通、又不想要任人擺佈的我，越看越迷惘。一項藥物對抗的症狀同時是另一項藥物的副作用？能查到的副作用這麼多，那隱藏在檯面下不會釋放出來的呢？儘管明白副作用並不一定會發生，卻還是有一種提油救火的感覺。是藥是毒，我不知道，也還不敢服藥。

不禁思忖，究竟有多少診斷和用藥是必須，又有多少是氾濫了？是照著DSM-5（精神疾病診斷與統計手冊）走沒錯，暫且忽略有些解釋的空間以及各類疾病的劃分，醫師真的對於DSM-5有那麼嚴謹的依循診斷標準嗎？又或者實務上，能夠每一項（尤其是關於時間）都能那麼明確的得知嗎？另一方面，這些準則的出現，是否也讓看診成了抓關鍵字遊戲呢？

也是這次，才有了更深刻的感受，以往的我們，總是站在大眾的角度看待；進入相關科系就讀的我們，總是以治療師的角度自居；在走過這一遭的我，才開始覺察到，每一個診斷的背後，醫師、治療師或許看到的只是理所當然的疾患，但對於當事人而言，永遠不只是幾個字而已。撇開診斷不談，「自我效能感[6]」對以前的我而言，就是個專有名詞，就是說明某種現象或特質，但是，最近，才能懂得自我效能感低落是什麼感覺，認知扭曲到自己都覺得可怕。我期待自己能夠將這點放在心裡，這樣，也許能夠少一點草率，多一些同理和仔細。有時候也會想，如果真像傳說中的一樣，進入這領域的也都是有自己議題的人（講白話就是怪怪的），那病人、個案敢來找我們嗎？每次想著都覺得嘴角都忍不住上揚，不過，現在開始懂得，為什麼那麼多人會說，要願意面對自己是成為治療師的基礎，畢竟，在面對真實自我的過程，會感受到不同以往的世界，也才能對他人多一分同理以及溫柔。

**※以病為師：換個角度才能看見不一樣的風景，換個立場才能在待人接物時少一分粗糙及草率。**

6 對於自己是否能成功做到某件事情的信念，相信自己能達成目標的程度。

## 心理小學堂二 Ellis ABC理論

事件本身往往不是情緒與行為的直接導因，而是我們對於事件的信念所致。透過記錄事件、情緒、想法及身體感受，便有機會覺察、歸納出癥結所在，進一步修正非理性信念，獲致新的感受。當想法改變，情緒、行為也就跟著改變了。

▲心理小學堂之自我檢驗表格

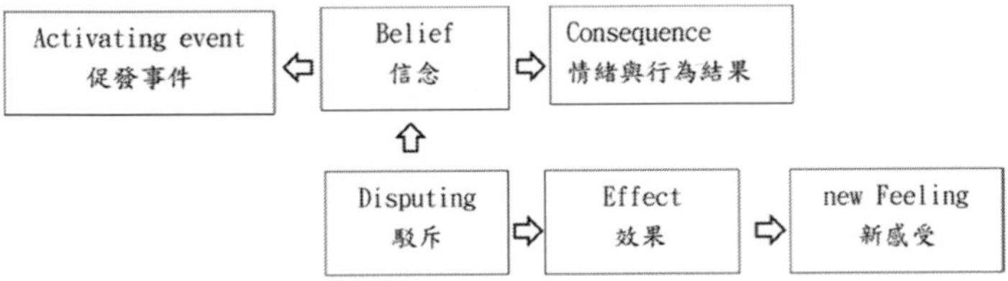

Activating event 促發事件 ⇦ Belief 信念 ⇨ Consequence 情緒與行為結果

⇧

Disputing 駁斥 ⇨ Effect 效果 ⇨ new Feeling 新感受

| 時間 | 事件 | 情緒、行為 | 想法 | 身體感受 |
| --- | --- | --- | --- | --- |
| 二〇一八年八月三十一日上午八點整 | 夢魘 | 委屈、恐懼流淚 | 過去現實生活好像也發生過相似的事情 | 緊縮、顫慄 |

# 前行的力量

## 二〇一七年六月五日（一）

兩週末見，心理師詢問你的第一個問題便是：「你是不是瘦了？」你搖搖頭，不習慣秤體重的你當然不會知道客觀數據，但主觀上，你覺得前一週的自己，有時候是吃很少沒錯，但有時候也吃個不停，尤其是端午連假返家時，連媽媽都注意到你的暴飲暴食。

提到了週末的看診，思緒雜亂的你，能夠回答一些資訊性的問題，卻對於看診的經過說也說不清，特別是當心理師詢問你，醫師有沒有說為何需要服藥時，你避重就輕地說了醫師擔心期末將近的你無法念書，還在心裡暗想：醫師怕我被當而造成惡性循環。說不出口的是醫師的診斷，沒想到在文字的世界這麼輕巧的persistent depressive disorder，要你親口說出，還是太過沉重，甚至連爸媽都不敢告訴，只跟最信任的學姊訴說。

心理師說，每當某些時刻，你總是沉默，總是關門，讓人不得其門而入。還說，這樣的你，似乎和家裡的相處模式很相像，是隱晦的，但是她相信你是可以做到的。聽到這番當頭棒喝的話語，你驚訝地凝視著她，儘管心裡隱隱約約感覺得到，可是，這樣清晰地化為言語，是頭一回。

想到相關的議題，包含自我表達、家庭，依然沉默的你，心裡卻沒有沉寂，有一點憤怒，憤怒過後，更多的是哀傷，你不讓自己趴下，因為你知道埋首後的自己會泣不成聲。你下定決心，不再逼迫自己使用言語，拿出紙筆，開始書寫。在書寫和組織文字的過程，你才驚覺自己的狀態超乎你的想像和認知，你不知道**以往的振筆疾書何時消失無蹤，就像當機的電腦一般，正在loading的圈圈緩慢地轉呀轉，不知道過了多久，才能載入你的思緒**。你確實感覺到自己**注意力的渙散**以及**思考的緩慢**阻塞了。

心理師寫道：**「開門的決定權在你，你可以有最大的影響力。」**

關於用藥，她又寫道：「**用藥是為了符合自己某種需要。重點不是用藥，而是幫助你有足夠的力量前行。**」

你好像明白了些什麼，也懂得自己勢必得接受些什麼，否則，只能在原地打轉。接受外力的協助，似乎是想往某個方向邁進的你所必須的。

---

晤談結束的午後，接到外婆的電話，這大概是我這陣子以來最靈活的一段對話，約莫是源自於不想讓老人家擔心，也感恩外婆對我的關懷和幫助。聽到外婆對我的期待，又不願給予我壓力，掛上電話的我，想要放聲大哭，卻一點也哭不出來。

自我效能感還沒低到極致的我，每天都會發現更加低沉的想法，已經不是「大家都好厲害、好努力，只有我連自己的狀況都無法處理好」，而是演變成「大家都對我太好、都好關心我，那我到底在搞什麼飛機？」、「等等！剛剛我說了那些話語，別人還要費力來安慰我、說服我。我在練習求助的過程中，到底又麻煩了多少人？」、「我是不是在浪費健保和學校諮商資源啊？」雖然知道這些想法過度了、很扭曲，可是他們就這樣出現了，我也只能笑一笑這些有趣的想法了。

※以病為師：打開門，關心我的人才有機會進去。

## 病了，讓我真正看見世界

### 二〇一七年六月十二日（一）

今天的晤談很不一樣！我可以說話了耶！而且說了好多好多。

確認完就診和服藥的事情後，談了許許多多，雖然說得很緩慢，可是，算是大進展，真的很開心。我告訴心理師：「儘管很討厭這陣子自己的狀態，不過，這樣的狀態卻讓我看見以前沒想過的世界，完完全全不一樣的世界。」

以前，在網路的病友互助社團裡，讀到病友的貼文都感覺被強大的負能量給吞噬了，現在，才能漸漸懂得那樣的無助感，也許我們看見的不過是一篇PO文，但對於發文當下的那個人而言，是向外界奮力地大聲疾呼、求助。我笑著說：「我覺得他們很厲害！」心理師含笑詢問我：「什麼地方厲害？」我很訝異他們對於藥物和疾患的熟識程度，甚至，身為心理系學生的我們遠遠不及他們，對於這樣的狀況有點淡淡的哀傷，有點對病友感到心疼，不過，我很感恩他們給我的協助，給予寶貴的資訊和建議。「比較不害怕了，原來，不是只有我這樣。」我慢悠悠地說。

「心理系的學生很有趣、很可愛。」笑容在我臉上綻放。應該沒有其他系所的學生能夠這樣圍在一起不避諱地談諮商、精神科、自殺等議題了。大家都對於自己有很深的覺察，也很願意分享呢！大概是態度比較開放吧！每個人都有自己的故事，有自己需要面對的議題與困境。一直和人沒有太多交集的我，當聽見系上同學、學長姊的故事越來越多，便覺得心理系很妙，每個人帶著自己獨一無二的故事踏進這裡，揹負著一些議題，試圖在這個領域裡尋找屬於自己的答案，甚至期待和另一個靈魂相遇，幫助他尋找自己的答案。

一見面，心理師便發覺我的腳受傷了（昨天樓梯踩空），在晤談中，也有談到這件事情。昨晚，媽媽告訴我，如果今天還很痛、很腫，那就要去看醫生。我苦笑道：「最近錢好像都花費在看診上了。」媽媽、外婆為了方便我用餐，都是以百元鈔票給我生活費，結果，我不是拿來吃飯，都拿來吃藥，有點諷刺又有點好笑。亦是此次，我才明白除了平時的食、衣、住、行、育、樂，還有好多的需要，以前在家的時候，我只需要專注於課業，其他的需求都有家人的體貼和協助，剛上大學，我也只需要把自己照顧好（維持生活作息、不要感冒），生活幾乎沒有變化，我根本不知道自己需要什麼，就只是習慣成自然，直到這次莫名其妙、突如其來的狀況，打亂了生活，產生了變化，我才意識到，**生活永遠不會照著我所期待的、計畫的走，以前，我很害怕變化，而這次的劇變，卻讓我學會接受變化，也看見自己的需要**。最近，好像越來越能接納自己了，甚至能夠以自嘲的方式來看待這個狀況。就像心理師上次提到的求助，**要先願意接納自己，別人才有機會接近，只要我不要覺得不能說，其實，大家都願意幫我的**。

我發現今天的自己不太一樣，比較不緊張，可以說話了。可能一方面是藥效的緣故，另一方面，今天的我，門打開了，防衛少了。之前的我，好像很在意在別人眼中是什麼樣子的，會緊張、會小心翼翼，和任何人相處都很害怕被遺棄，會想要依循所謂的劇本——應該要越來越好、越來越進步。今天我還是我，不過，我感覺得到心理師是真的想要幫助我的，也覺察到不接近就不會受傷，但是接近也不一定意味著受傷，也可能是其他的東西，比如說：幫助。因此，我願意冒險嘗試看看，以更真實的模樣與身邊的人相處。

病了很難受，很不喜歡這個狀態，很討厭這個陌生的自己。可是，**生病了，卻讓我練習和不同面貌的自己相處，去覺察，去發現，去接納**。以前的我，有人會覺得我很貼心溫暖，我卻覺得自己很自私冷漠，現在，我知道原因了，以前，我只看見自己想看見的、關心想關心的，或許某個部分是體貼的沒錯，可是我卻從來沒有看過自己視野以外的世界、甚至漠不關心。病了，很難受，但是，讓我第一次真正看見這個世界，完整的世界。

※以病為師：人生沒有劇本，要靠自己活得精彩。

## 我不認為自己有病

**二〇一七年七月十三日（四）**

自從暑假返家後，都沒有再更新過紀錄，任何事都實在力不從心，就連最喜歡的書寫也絲毫提不起勁。今天，我告訴自己，我必須得寫，不寫會溺斃在自己的心湖裡，另一方面，既然明白這個狀態的艱辛，如果再一次如同國中那般遺失記憶，勢必會悔憾不已的。不論我願不願意，都得繼續往前走，那不如在泥濘中留下努力過的足跡。

也許是藥物或者症狀的關係，暑假頭幾天白天幾乎都在昏睡，晚上依舊淺眠。每個人見到我的第一句問候語都是「你瘦了」，聽得耳朵都長繭了，偶爾，這三個字裡還夾帶著惋惜或憐憫，彷彿我在外頭受了不少風霜，心裡厭倦這三字，卻也說不了什麼。剛開始吃不了太多，家人憂心匆匆，深怕我體重繼續減輕，每天的「投食」份量是生病後在校時的好幾倍，家人以往總嫌棄我重了些，於是剛返家時，家人的言語總在胖瘦之間徘徊矛盾。我倒不認為這是壞事，少幾公斤還在適當的範圍之內，不影響健康，或許體態也會稍稍好看點，更害怕的是在藥物副作用，加上暑假的嬌生慣養下，體重會指數成長。

人們總是矛盾的，如果聽見減重成功，會是恭賀、崇敬，但卻說我生病了；醫美手術亦是刻意操弄自己的身體，那麼為什麼醫美不是自傷反而被允許接受呢？

媽媽的同事幫我算命，在求學過程中一直待在偏向數理科學班級的我，理性上是不相信這個的，然而，他說得準，我不得不信。想了想，如果生辰八字能夠推演出人的一生，那麼，我們的命運豈非在出生那刻便已註定？是不是太過消極悲觀了呢？

去家裡附近的醫院，家醫科醫師幫我做了血液的篩檢，包含血球、肝功能、甲狀腺（甲狀腺機能失調也可能造成類似憂鬱症狀）。如常。

週二，家人陪我回學校一趟，回診加晤談。由於這次以家庭會談為主，沒有辦法獨自和心理師談太久、太深入。「我也不知道自己怎麼了，有時候不覺得自己有事。」我說。「很多和你有類似情況的學生也不覺得自己有事，但是有事的時候就真的有事了。」心理師依然帶著溫暖的微笑，緩緩地說。

看完診，憤怒感不斷攀升，許久不曾這樣發脾氣。原以為是爸爸的主觀理性、醫師的學術權威惹毛了我，**相較於心理師看到的是「我」，醫師的眼中幾乎是「病」，我覺得自己像是實驗室的青蛙一點一點被解剖開來，那種感覺是不舒服的**。後來，我才意識到，從自己開始出狀況以來，他人看來的堅強抑或脆弱都是假象，我一直很努力地用專業知識理性看待，也總是當個聽從醫囑的病人，然而對於自身的罪惡和厭惡，卻從來沒有好好正視和處理過，累積到一定程度，成了強弩之末，便爆發了。而這些困惑和矛盾，以及哀傷與憤怒，使我對醫師、對精神醫療體系的不信任日益加深。

有時候，我真的不認為自己有病，甚至，不願承認持續性憂鬱這個診斷，但是它就是在的，像一頭難以駕馭的野獸般腐蝕人心。

**※以病為師：我們總是笑著說沒事，卻隨時可能被最後一根稻草壓垮。其實我們可以不用那麼努力、逞強，用智慧不讓自己變成那隻駱駝。**

# 結語

初病之際必定有許多困惑、徬徨和掙扎，身體上會很不舒服，心理也會不好受，有時候還要面對他人的質疑和不友善，所以，不妨允許自己的擔心、憂傷、憤怒、恐懼，給自己時間接受及適應這些情況。

經常，我們會很糾結自己到底是不是生病了，甚至是否認診斷、拒絕服藥，但是，我們可以用更理性的方式去回應自己的疑惑，比如多跟醫師討論等。診斷和服藥，就像吃飯和睡覺一樣，是滿足我們的需求而已。重要的不是疾病，而是如何讓自己的生活舒適一些。

# 卷二 × 以病為師

診斷不只是診斷，
更不是被人武斷更改我們的人生，
它的存在可能具有正向意義，
關鍵在於我們選擇如何看待。

同溫層待得太久，
習慣不需多加解釋就能被聽懂。
當圈外人問我「精神疾病會怎樣」，
我一時半會兒說不出個所以然，
即使我知道一路走來並不容易。

檢查項目
清醒腦波(清醒腦波)
Neurotic depression
Suspected bipolar sp
住院大樓一樓腦波室。
於檢查當天攜帶本單

# 診斷

## 標籤

### 二〇一七年九月五日（二）

生活中，「標籤」無所不在，**原以為標籤都是別人的刻板印象，其實，有更多時候來自於本身，一方面是侷限自我，一方面是自我認同**。

一開始接觸精神醫療體制，只有納悶和憤怒，質疑精神醫學的魯莽草率，憑什麼依照症狀將人分類？憑什麼沒有生理依據就主觀說別人生病了？憑什麼拿一堆在吃了以前沒人知道會不會有效、還有許多副作用的藥物給我服用？痛恨這個沒人說得清的領域；痛恨對於精神疾患的誤解；痛恨自己被貼上標籤，這就是最原始的反應，一部分來自於無法接受自己不同樣貌的情緒。

漸漸地，或許是不再意氣用事，或許是閱讀了越多的資訊，我放下自己的怒氣，下定決心不和自己過不去，開始轉念：不喜歡精神醫學的粗糙是一回事，自己身體不適、接受治療與否又是另一回事，沒有必要和自己作對。於是，我試著服藥；試著以更寬容的角度看待精神醫學；試著多了解這個陌生的領域，仔細想想，每一門學科要發展至臻於成熟都需要很長一段時間，尤其，精神醫學不但涉及人體，還是涉及精密複雜的大腦，它的神祕與眾說紛紜其來有自，現在的治療相較於歷史紀錄人道許多、進步許多，相信未來有一天能夠有重大突破，造福患者。我漸漸被這個迷人的領域深深吸引。

即使有時候仍然會由於心理衛生觀念不普及而造成的迷思、誤解感到哀傷，不過，這不就是相關領域的專業人士、學生一直在共同努力推行的嗎？從另一個角度來看，我們是不是也會對其他科系或專業領域有不少刻板印象、很多的不了解呢？我們所能做的不外乎推廣自己專業領域的普及化，並且秉持謙卑的態度吸收不同領域的知識，如此而已。

現在的我，似乎更傾向將疾病名稱視為自我認同的一部分。我永遠無法忘記，當我將「感覺統合[7]失調」這個名詞介紹給妹妹認識時，小時候時常被誤認為兩光古怪的妹妹兩眼散發光芒、興奮不已，我能理解她的感受，一種救贖感——覓得自己生命解釋的喜悅。據我所知，有許多心理相關背景的人不那麼喜歡疾病這樣的標籤，也許是害怕這樣的標籤帶給個案傷害；也許是擔心標籤使人自我侷限；也許真正在乎的是疾病背後那個人。**關於標籤，我是感到矛盾的，在擔憂自己被疾病觀點束縛住的同時，也欣喜疾病補足了從前未曾認識過的自己**，不論是憂鬱、焦慮和選擇性緘默，這些名詞都使我更理解真實的自己，也許最初很難接受那樣的自己，但是與疾病共存的每個日子，我一天天看見自己的不完美，亦發現自己所擁有的並且學會珍惜，練習喜歡好與不好的自己。認識了自己最真實的樣貌，才能夠清楚自己的本質及立足點，才

7 大腦接收並執行整合環境中的感覺訊息，若是此功能出現障礙，可能出現感覺刺激敏感、協調性障礙等情況，謂之感覺統合失調。症狀因人而異，目前並非正式診斷名稱。

能有足夠的力氣往上爬，成為自己想成為的自己。

我不會願意再生一次病，但我會說：「我感謝這場病！這趟曲折的旅程算是不虛此行了！」

※以病為師：標籤不只是刻板印象，亦是理解自己的管道之一，有了定位才有進步的可能性。

## 病了的一年多

**二〇一八年七月十三日（五）**

今天到醫院回診，母親說起上週回診後、搭車回家前我突然莫名的焦躁，持續約莫三十分鐘到一小時。那樣的感覺難以言喻，只是當下渾身不對勁，不知道是因為不舒服而呻吟，又或者若不呻吟便感到難受。W醫師聽了蹙著眉頭，仔細問診，擔憂像是恐慌的症狀，我搖搖頭，表示不大一樣，雖然極度焦慮也時常心悸、胸悶和喘不過氣，偶爾會感到難受到如同瀕死，但是三者僅僅少數時候同時出現。醫師還是在處方加上Xanax（贊安諾，抗焦慮劑），當作備用藥。

去年四月到現在也過了一年多了，病程起起伏伏，一年多以來，遇過許多醫師，雖說健保卡上的診斷大多仍是輕鬱，各種非正式診斷、疑似病症卻是日積月累地增加，從重鬱、躁鬱（雙極性情感疾患）、廣泛性焦慮、選擇性緘默，到近幾個月的恐慌和PTSD（創傷後壓力症候群）伴隨解離，這些對於家人而言，或許是沒有意義抑或病情加劇，對於醫師和我來說，卻是有意義的，有時候醫師需要這些「疑似」才能開立某些藥物，特定疾病才有健保給付（以致於憂鬱和躁鬱這兩個不應同時具備的診斷一起存在），我也可以更清楚理解自己的現況、注意事項，所有的「可能是」、「像是」，如同橋樑般，醫師與我能夠更迅速、有效率地溝通。每位醫師、治療師總是另眼相待，由於「心理系學生」五字，是一種身分，也是更多的權利與義務，「你自己是唸這個的，……。」他們這麼說。

或許這一年多來，疾病纏身導致情緒、認知和行為皆十分混亂及退化，但由於病況的劇烈變化，迫使一向對於未來感到極易焦慮的我慢下腳步，給自己休息的機會，也是促成我面對自身各種議題的契機，一點一點為自己而戰、長出改變的勇氣，**失去並不意味著全無的零，而是綻放的新生。**

〔補記〕

後來，喘不過氣的情況頻仍，尤其某一次在旅遊景點喝到茶葉時，沒過多久便心跳加速，全身上下都不對勁，感覺快要死掉了，甚至經過好長一段時間緩解後，仍然感到抑鬱非常。醫師建議我，含有咖啡因的飲料，就盡量別碰了。

※以病為師：一步一腳印，回首再看，原來已經走了這麼長、這麼遠。

# 症狀

## 存在的不存在：耳鳴、幻覺

**二〇一七年八月四日（五）**

上週便開始耳鳴，尤其是安靜的時刻，越是頻繁。聲音不大，唧唧作響，像蟬鳴，也像金屬摩擦聲。

前天，看了耳鼻喉科醫師，醫師說耳朵倒是沒有長什麼不好的東西，說我年紀還輕不至於神經退化，便不開穩定神經的藥物給我。在媽媽的詢問下，醫師告訴我們：「太過於焦慮也會造成耳鳴。」我查了資料，憂鬱與焦慮的確可能導致耳鳴，自律神經[8]失調的影響超乎想像得多。

前陣子在療養院擔任志工，因此有機會見到衡鑑報告的內容，個案以思覺失調、失智症（認知障礙症）為大宗，思覺失調的幻覺中各種宗教、民間信仰都層出不窮，並不限於亡魂或者不存在的人而已，三太子、耶穌、菩薩、佛祖等對於患者而言，都是真的出現過的。以前的我，只能想像著「被幻覺慫恿作奸犯科、自殺」一定很難熬，這次的耳鳴，好像更能明白一些，**當你感覺存在的其實不存在，與之共處超乎原本認知的困難，若是他人總以中邪、發瘋的觀點看待，不願尊重你的主觀感知，我**

[8] 交感神經負責應對環境壓力，副交感神經主司能量儲備，兩者共同調節呼吸、心跳、消化等不受意識控制的身體機能。自律神經失調並非正式醫療診斷名稱，而是一種症狀因人而異的身體現象。

**想，那又是另一種煎熬吧！**整理衡鑑報告時，我忍不住發笑，不僅是大眾，就連專業人員亦以自己的角度看待，大家時常將之視為荒謬，然而，**若是世界反轉，當非常態成了常態，那麼，原先的正常是否也成了異常呢？**偉人、聖人的故事裡，時常有天聽、神明顯靈的提點；民間信仰的仙姑、乩童、道士、靈媒亦因為助人而備受尊崇，那麼，為什麼他們屬於「正常」，而思覺失調症患者屬於「病態」呢？

撇開思覺失調不談，常見的反思不外乎：若是古今中外的文人雅士，包含作家、書畫家（例如：屈原、李白、梵谷等），接受了現代精神醫學、心理學的治療，也許在使他們遠離憂鬱、躁鬱、酒精濫用等精神疾患折磨的同時，是否這些家喻戶曉、揚名後世的才子與創作，也可能毀於一旦呢？**雖說診斷是建基於症狀顯著造成個案自身或他人困擾，然而，什麼樣的協助，才是個案真正需要的，而非治療師的一廂情願呢？**

〔補記〕

精神疾患不只是心理狀態的困擾，也經常伴隨身體症狀，舉凡耳鳴、頭痛、頭暈、胃痛、心悸、肩頸痠痛等都可能頻頻干擾生活。

※以病為師：每個人都有想被對待的的方式，我們認為的「對他好」是真的對他好嗎？是不是可以站在他的角度想一想呢？

# 繭居：社交退縮

## 二〇一七年九月一日（五）

記得有一次到療養院回診，那天，恰巧爸媽無法在晚一點的時候載我過去，於是一大早就讓我在候診區等待。約莫九點鐘，一輛遊覽車接著一輛候在院區門口，沒一會兒，療養院人員帶著患者（不知道是否為日間病房或者慢性病房）上車，一行人浩浩蕩蕩，十分醒目，老老少少身著輕裝，就像是旅行團出門郊遊旅行一般。一位在院內從事簡易工作作為職能復健的患者，好奇地朝隊伍中的病友呼喊詢問前往何處，得到令人驚奇的答案：逛街。我想，若是在街上遇見他們，大概看不出來是精神疾病患者，還會誤以為是觀光團吧。現在回想起來，院方如此做法令人感動，縱使患者病況穩定，但是這樣勞師動眾、大張旗鼓地帶出門去，著實不易。上街購物除了使患者能自行添購所需生活用品，也是另一種復健治療吧！無論如何，任何治療的最終目標便是患者能順利回歸生活當中，生病之後，各方面多少有所影響，協助患者恢復功能是期待目標達成的基石。在我看來，上街購物不僅是生活技巧訓練、認知功能[9]運用，最重要的是社交能力訓練，與「真人」相處、互動。（當然不是說療養院裡都是假

[9] 語言能力、記憶力、注意力、抽象思考能力、判斷力等等。

人、機器人之類的啦！而是院內環境還是相對涵容許多。）

**「社交退縮」在精神疾患的病症之中並不罕見，簡簡單單的四個字一點也不簡單。**

學期末，症狀開始變得明顯，週末未返家、在學校留宿時，一點都不想出門，就連買午餐還得和自己糾纏掙扎好一段時間，到了傍晚時分晚餐也就不了了之。當兩位室友都不在房間內，我才能安心做自己，或許是心裡的陰霾憋忍太久，那樣的安心時刻往往是最崩潰的時候，什麼都做不了，老是伏在桌上「痛哭」，齜牙咧嘴卻一滴淚水也哭不出來（直到前陣子做貝氏憂鬱量表時，我才曉得，原來「想哭卻哭不出來」比起「常哭」還糟糕）。以為在宿舍裡悶壞了，於是死推活拉著自己騎著腳踏車在校園內轉轉，沒想到，最能使人靜心的圖書館也待不了幾分鐘，煩躁感油然而升，哀傷突然再次襲擊而來（如果有「哭穴」，我一定是被專點此穴的高人給耍得團團轉），雙腿不斷鼓動著我逃回宿舍。所幸，憂鬱在平日裡鬧騰得沒有假日厲害（不知道為何），否則，期末必然缺課連連。那陣子，我再也無法如同往日帶上微笑的面具向每個認識的人問候，能不見則不見，能逃則逃，很多時候就算見了人，我也只剩下一臉木然，僵硬猶勝以往。

暑假的兩個月，除了看診、治療，我幾乎每天宅在家中或者外婆家裡，誰也不想見。與三位高中同學以及班導師的小聚會，這些是我很喜歡、很喜歡的人，我本來以為自己會很興奮，卻因看診而遲到，因身心不適（坐立難安、嗜睡）而早退，只待了不到一個小時。那天，老師由於事先知道我生病而不時心疼地凝視我，我只是任性地掩面叫道：「不要一直看我啦！」不只是目光接觸而焦慮，也因病仍感到羞恥。更別說是一週後的全班同學會，一方面食慾不振的我幾乎無法負荷外食餐量，一方面我根本過不了自己心裡的那道檻。

漸漸地，我不願接聽電話、拒絕獨自點餐付帳、懶得和來到家中的親戚客人多說一句話。當媽媽陪我進到診間時，面對醫師的問診，我更傾向沉默，頭部轉向母親，期望母親代為回應。以往，我很難想像，就連通訊軟體的訊息也無力回覆是什麼樣的感受，現在的我，偶爾也不讀不回、已讀不回，有時候是忘了，有時候是對於人際交流感到厭倦與疲憊。許多的行為變得很原始。

以憂鬱、焦慮、恐懼、封閉、徬徨等為絲線，我將自己一層層包裹起來，總是期盼破繭而出的那天，卻又難以忘懷生存於外面世界的種種困難。只剩兩週返校，心急如焚，不願與任何人相見的小小心願，將會澈底粉碎。

**※以病為師：一點一點抽絲剝繭，才有機會羽化成蝶。**

# 快死掉：坐立不安、情緒低落

## 二〇一八年一月五日（五）

自從我上大學以後，家裡建立一個Line群組，爸爸、媽媽、妹妹與我皆處其中。身體、心理不適頻仍的歲月裡，三天兩頭就傳一句「我快掛了」，弄得父母緊張兮兮。「你說的『快要死掉』是什麼意思？」母親總是不解納悶詢問我。「字面上的意思。」我說。

感覺快要死掉時，哀傷彷彿一泓綿延長流，渾身的不對勁難以名狀，或站或臥，或躺或坐，都無法安心，整個人難受得無以復加，甚至忍不住呻吟。固然沒有瀕死經驗，但文筆一般的我也只能用「快死掉」粗略代稱這樣無法言說的苦痛。

**最痛苦的不是病症，而是對於病症無能為力**。

# 帶病出遊：疲倦、沒動力、降低興趣

## 二〇一八年二月二十八日（三）

國定假日難得出遊，光是在赤崁樓待的一個多小時，便由於疲憊而休息好幾回。現在的胃口也禁不起臺南的經典玩法——一路吃到底，也就是沒辦法去國華街，只在神農街走走，兩點多便因為體力不支回到學校。

病著、病著，也就漸漸習慣了疾病的存在，沒有討價還價的餘地，努力與之共存，當真正無法克服時，暫時的撤退何嘗不是一種勇氣？

〔補記〕

生病之後，生活被迫單純起來，不外乎家裡、宿舍、教室，再者就是醫院、心輔組。面對生活及學業已然疲於奔命，哪裡敢設想出遊之事？再說病後體能大不如前，有時候行動也會變得十分緩慢，無疑是雪上加霜，即便空閒，也什麼都不想做，以前喜歡的事情變得意興闌珊。

另一方面，情緒狀況更像不定時炸彈一樣，難以掌控、捉摸，就連與朋友約好一起吃頓飯，還是時常在最後一刻變卦。然而，在這些無可奈何間，依然存有一絲平凡生活的空間，去享受本該屬於我們生命中的色彩。

※以病為師：生病不能影響我們絕大多數的權益，陽春一樣召我以煙景，大塊一樣假我以文章，我們一樣可以深深擁抱世界，如同每個人一樣。

## 關機：嗜睡、注意力／思考能力降低

**二〇一八年五月二日（三）**

這陣子嗜睡的情況加劇，最嚴峻時，白天上課、午休、晚上都會被「強制關機」，生活受到影響，真正睡覺的時間也被迫延遲，尚未有足夠時間整理內在混亂以致於夢魘不斷。那種感覺有別於打盹兒，沒有打瞌睡的頭部垂釣與天人交戰，而是意識到的下一秒已經昏睡過去，輸得一敗塗地。即便醒著的時候，課本讀不了太久，注意力再三飄移，語言的組織和理解癱瘓，像是閱讀障礙一般，一直在鬼打牆，書寫不順暢，雙向的溝通對話更是棘手。

現在的藥物是有史以來最重的，除了維持原先的情緒穩定劑，抗鬱劑換成褪黑激素，抗焦慮劑換成非BZD（苯二氮平類藥物）的安眠藥，是為了因應失眠而更改的處方。現在情緒已經漸漸恢復，希望向醫師提出思考許久的逐漸停藥，畢竟之前控制的還不錯，比起去年秋天穩定許多，但願醫師不會因為最近的小插曲顧慮太多。

〔補記〕

睡眠障礙是精神疾患極普遍的症狀之一：躁期時，所需睡眠不多仍精力充沛；鬱期時，可能深夜輾轉難眠、可能白日瞌睡連連、可能早醒、可能睡眠頻頻中斷，不論處於哪個狀態都是不勝其擾。最令人難以忍受的莫過於鬱期一大清早的莫名厭世感，比起床氣還厭世，每回起床都需要滿滿勇氣。每個不同的階段，失眠或嗜睡的出現隨機，兩種都會干擾上課與生活，也有各自的因應策略：失眠的夜裡不躺床太久，做一些和緩的活動；嗜睡的白天中，上課記得錄音……。總會有辦法的，有辦法度過那些歲月。

※以病為師：聽聽身體的聲音，它會貼心地告訴我們該休息了。

## 俄羅斯套娃：解離

二〇一八年五月十九日（六）

這兩週和心理師聊到前一陣子經常有「身體和靈魂分離」的感覺，用心理防衛機轉來說，像是解離，以我自己的話語形容，彷彿成了俄羅斯套娃，軀殼與靈魂看似一體，卻充滿間隙、無法貼合。

由於某個害怕也不願碰見的人也開始諮商，上週便強忍身心煎熬，自己撐過一個星期，而非如同往常與心理師約定的處理情緒方式——到心輔組沉澱浮動的心。對我而言，心輔組是學校裡唯一的安全堡壘，然而，崩塌於一旦。

這週自傷意念再起，明知故犯又喝了一些酒，只是勉強自己沒有將藥物混合吞下，仍舊因酒精、情緒而迷茫恍惚。其實多麼嚮往生命的美好，心裡卻不斷吶喊著死亡。沒有人理會我的呼救，因為表面上的乖巧溫馴，因為不再掀起極端的失控行為。

昨晚睡前，內心哭得聲嘶力竭，軀體卻只能默默淚流，兀自承受疼痛撞擊胸口，身體蜷曲蠕動，不願劃破寧靜的夜空。身體和靈魂的傷痛又分離了。

「還是回到你的安全堡壘來吧！」心理師心疼滿眼。

〔補記一〕

**解離**（dissociation）可能造成嚴重程度不同的現象，包含失憶、自我感喪失、現實感喪失、身分認同混淆或轉變等，使得個體脫離自己的情緒、思想、感覺、記憶、行為、甚至身分，是心理防衛機轉的一種形式，以此保護自己免於焦慮。

我不曾經歷到極端的解離，也就是說，沒有人格的轉換或者靈魂出竅從外面看到自己的情況，但是，曾經遺忘一段時間的記憶、不知道為什麼自己突然出現在某地，最頻繁的還是失自我感，包含此篇「俄羅斯套娃」所述，我知道我的情緒在那裡，也知道身體感受在那裡，可是我感覺不到它們，它們亦無法感覺到彼此，有點像軀體和靈魂之間卡了真空層，就像我不是完整的自己。其餘我經驗過的失自我感形式，還有「靈魂從四肢末梢被扯離身體」、「平躺時靈魂平行身軀飄浮其外」、「靜坐時靈魂從頭頂冒出」等。聽起來很荒謬，感受卻很真實。

〔補記二〕

早已過了考駕照的最低年齡限制，然而至今仍然沒學，除了沒時間，不時的解離、注意力渙散也是原因。狀況特差的時期，醫師、心理師及家人擔心我的安全，讓我走路、暫時別騎單車，只是趕課的時候挺不方便的，逼不得已還是得騎，但是騎校內，然後一路上必須不斷告訴自己專心、講路況給自己聽。

儘管對酒精過敏（不耐反應），依然任性了幾回，暢飲的快感、愁腸的溫熱、千頭萬緒的麻痺，皆是酒汁迷人之處。偶爾小酌也罷，不過，前人也告訴過我們：「舉杯消愁愁更愁。」嘗試數次有感於斯，也就盡量減少借酒消愁。另外，服用精神藥物期間，**應盡量避免攝入酒精、咖啡因等，否則可能影響藥物作用**，增強或降低功效。

**※以病為師：練習以健康的方式處理情緒，好好照顧、珍惜自己的身體。有你在的地方，就是堅不可摧的安全堡壘，我也會練習成為自己的安全堡壘。**

# 這是一個奇特的病：食慾增減、睡眠改變

## 二〇一八年五月二十三日（三）

他們說，不吃三餐、只喝流質很誇張，須得吃飯才能病癒展翅高飛。我不知道怎麼告訴他們，這是一個奇特的病，病得沒有食慾；病得連用餐的力氣也沒有；病得認為自己是浪費糧食何必吃。

他們說，我睡得太多，對於學業不那麼上心，擔憂我因挫敗而放棄。我不知道怎麼告訴他們，這是一個奇特的病，病得睡眠混亂；病得對一切失去熱忱；病得每個字都認識卻看不懂整個句子，寫出來的作業像張牙舞爪的怪物。

〔補記〕

很多人以為憂鬱症就是心情不好、躁鬱症就是脾氣暴躁、焦慮症就是神經兮兮、強迫症就是潔癖、選擇性緘默症就是不說話……而已，其實精神疾患並不能以幾個字簡化，病症是真的可能癱瘓很大一部分生活的。

**※以病為師：身體的傷看得見，心理的傷要用心感受，所以更要懂得幫自己「呼呼」。**

# 疾病終歸與自己相處：躁期、鬱期

## 二〇一八年十月十七日（三）

前幾週的情況很微妙，我以為自己的身心狀況漸漸復原，不太會被情緒的繩索套牢、牽著走，也願意多嘗試、多接觸外界的事物，有力氣自己跑去海邊玩、自己騎單車去上了兩年大學還避而遠之的車水馬龍火車前站修筆電，亦是這週四處亂投稿、答允了各種聚會的邀約，還有過於投入在參與選擇性緘默症意識月的宣導之中，而騷擾了許多認識或者素昧平生的人們。最可怕的是當下並不自知（病識感欠缺），是亢奮的情緒稍微緩和後才意識到。

國慶那時候，本來因放假暫停晤談，卻還是在放假前和心理師約時間談談。心理師從來不會以疾病來定義我，儘管她也深深被我的另一面所震撼，她只是詢問我：「你會把極度亢奮、活力充沛的自己比喻成什麼？極度萎靡不振、悲痛欲絕的狀態又像什麼？現在的自己又位於哪個位置？是什麼？」以前心理師提出類似的問題，要我把抽象感受化為具體概念時，我總是很沒想像力地想破頭還是只有沉默，這回不知道是不是還殘餘著躁期的思緒飛快，我能夠一一答上來：「對我而言，躁期彷彿無限供應電量的電池；鬱期宛若洩了氣的氣球；目前的狀態雖然稍稍墜落，卻不至於殞落谿壑，就像是拮抗劑一樣意味著零。」

最近，那種低靡的前兆再次出現，勉勉強強克制過量服藥的念頭（我不知道為什麼想這麼做，總覺得那好像是一種把自己歸零的儀式感，讓自己有辦法在強烈的身體症狀消退後，重拾面對現實的力量與勇氣），才發覺前陣子的狀態似乎有點精力過盛，是第一次這麼明顯的躁期，接下來需要收拾當時留下的各種爛攤子，深深的無力感與懊悔油然而生。當時會鼓勵自己那些是勇敢、是突破，現在回溯，真的會被自己蠢哭。我突然覺得自己好丟臉，只想把自己藏起來，最好是挖個坑躲在地心，誰也不想見，直接把Instagram、Messenger等通訊程式、社群軟體刪光光，好想、好想把自己變不見。面對殘局只能道歉婉拒某些聚會，現在的我已經沒有能量應對這麼多事情。以往，我很喜歡輕躁的感覺，畢竟好像有益無害，興奮愉悅比難過失落好得多，也沒有造成不可挽回的危害，但是經歷這次的困擾，我很害怕這樣的自己，雙極落差讓我像是一頭野獸或怪物，無法想像自己在別人眼中的模樣。

我想起前幾天的PO文中所遺漏的，一年多以前療養院的初診（為了確認診所的診斷），L醫師悉心陪我聊了約莫一個鐘頭。「你認為會好嗎？」他問我。端著心理相關背景的傲氣，我在心裡嘀咕：「哪那麼容易好？」一生反反覆覆也是有的，頂多只是學習如何與疾病共處罷了。「要看怎樣才叫做『好』？」我回道。「咦！說得真好！是會好的。有人不用再吃藥，或者心裡有所顧忌而維持最低劑量的。」醫師說。我在心裡暗暗翻個白眼，你總不能跟我說不會好吧？

如今一路走來，倒也逐漸習慣每日例行性的服藥、每週規律回診，似乎成了生活中不可或缺的一部分，**很少像初病時老是執著於「哪時候會好」，反倒更著眼於所謂「發作」時如何因應**，病況亦因此不再那樣難以捉摸而令人心慌意亂。雖然我不知道什麼時候才會好，可能很快、可能還會很久，倏忽驚覺，走著走著也就過來了，當我學會和各個面向的自己共處，知道在什麼情境我可以怎麼做時，不就是在解決問題嗎？問題解決了，病不就好了嗎？想想這樣的邏輯也挺有趣的。

**不管是電力永久的電池，或是洩了氣的氣球，那都是我啊。**

※以病為師：兵來將擋，水來土掩，一步一步處理眼前的考驗，就是走向療癒的道路，問題也就慢慢消失了。

## 如果哭到大家知道我有病：哭泣

二〇一八年十月十八日（四）

「世界以痛吻我，要我報之以歌。只有經歷過地獄般的磨礪，才能練就創造天堂的力量；只有流過血的手指，才能彈奏出世間的絕響。終有一天，你的負擔將變成禮物，你受的苦將照亮你的路。」

——泰戈爾

這是第一次。暖陽午後的生理心理學實驗課，我的心底卻涼涼的，趴在桌上、倚在牆角抵禦昏眩與無力感的侵擾，在助教講解過後，各組帶開實做，即便同學邀我幫忙計時，也只是賴在桌上無動於衷。

助教是一位嬌小斯文的學姊，從外貌氣質很難想像她是做老鼠研究的，細心的她察覺我的不適溫言詢問，我的淚水隨即湧泉般灑落。雖說許多師長、同學都知道我過去一年有許多脫序行為，但是這次栩栩如生、真真實實地上映在他們眼前——平時安安靜靜的女孩情緒失控。

面對我的啜泣，人們溫柔以待，如同羽毛一般承接住我，是助教遞面紙、拍拍肩；是同學逗趣宣稱可以為我而拋棄老鼠；是老師俯身湊到面前表示他完全理解。老師、助教送我先行離開，我的小藍車呼嘯直奔心輔組，淚珠風中凌亂，心裡出現好多聲音：沒能上完課的難過失落、疾病曝光於眾的慌亂驚懼、擔憂過度依賴心理師卻無能為力的矛盾感。

見到心理師，我越加啜泣不止。心理師坐在我身邊沉穩地望著淚流滿面的我說道：「**選擇性緘默是你的一部分，（憂鬱）情緒也是，你願意讓大家理解、協助選緘，那是不是也可以接納自己的情緒失控呢？**」我聽懂了心理師告訴我的邏輯，稍停的眼淚依然洶湧。「並不是第一次如此，已經和這樣的狀況共處一年半，其實你是可以做到的。把上天的禮物都收下來，包含淚水也是。」心理師笑得很柔、很柔。我還是哭，但是這些晶瑩剔透轉為感動與力量，我沒有那麼害怕了。

以為平常樂於以文字分享自己的病中生活，沒想到自己還是在意他人目睹的眼光，如果全世界都知道我生病了該怎麼辦？他們會不會覺得憂鬱症就是心情很差、很悲觀？以後跟老師、同學相處不是很尷尬嗎？後來想想，心理師的話語猶如智慧良方，若是不將它視為「疾病」，而是每個人都會有的心情起落，那是不是就跟大家一樣了呢？是不是就不那麼介意了呢？當我們遇見別人的悲傷，我們的第一反應不也是安慰、安撫他嗎？不會笑他、不會認為他是異類是吧？

我們都一樣，很努力、很努力用自己的方式好好地活著。我會珍惜上天賜予的這份禮物，**不論是笑是淚、是甜美是苦痛，我都會好好地收下、好好地帶著自己去經驗一切**。

※以病為師：練習接受自己的笑，也練習接納自己的淚。它們都是傳達訊息的情緒；都是一部分的我們；都是上天給予的天賦。

# 非人：易怒

## 二〇一九年四月十九日（五）

今天沒課，宿舍躺床一整天，昏睡醒了看幾行書。常常出現解離感，就像靈魂在身體進進出出，還沒徹底分離，可是現在會怕了，毛骨悚然。太頻繁，整個人都感覺不像人。

傍晚火速飆到心輔組發脾氣，披頭散髮、怒氣沖沖。之前跟心理師共同討論，由於這陣子不穩，所以多餘的抗焦慮劑就放心輔組。雖然知道今天心理師是保護我，所以不讓我拿回所有藥物亂吞，但是解離令人難受到不斷鬧騰，像小孩子一樣。

最近常生氣，總是往親近的人身上去，回家是家人，在學校也就衝著朋友和心理師吧。脾氣暴躁到不像人，真的很抱歉。

〔補記〕

對於外人，我們的情緒通常會多一分抑制，反倒時常朝向親友傾洩而出，這個現象，或許可以用防衛機轉中的「**轉移**」來解釋，換而言之，我們傾向將情感或行為轉移到較為安全的情境中表現。在潛意識中，親友可能就是我們較為「安全」的對象，對他們宣洩脾氣導致的代價較輕微，卻因此傷害了最關心我們的人吧。

## 餘悸：恐慌

### 二〇一九年五月十一日（六）

今天下午很可怕，與過去以呼吸困難為主要症狀的恐慌不太一樣。

午後帶國外友人體驗黑糖珍珠鮮奶，結果走在路上，前一秒還在跟她說說笑笑，下一秒已經是天旋地轉、頭暈目眩，站不直、走不動那種，想吐的感覺隨之而來，我在心裡暗叫不妙，「完蛋了！」我對自己說。幸好友人眼明手快地攙著，不然應該會直接往後倒。

那種強烈的感覺沒有持續太久，可是依然虛弱地回宿舍躺了許久，餘悸猶存，難以忘懷。

# 成因

## 性格問題

### 二〇一八年二月十五日（四）

在他遺棄世界之前，我並不認識SHINee。他離開了，卻留下更多。「以那麼輕柔的聲音說，都是我性格問題的時候，我覺得醫生您的想法實在太簡單了。」儘管經過翻譯，仍然對這段遺書內容印象深刻，他的故事帶我穿越時空回到從前。

猶記去年六月，在診所接受生平第一次精神藥物治療。T醫師告訴父母：「是性格的緣故。」忿忿走出診間，我以為只是氣憤醫師以權威身分助長父親的誤解，爸爸當時對我的病況、對精神疾患不甚了解，比起「生病」，他更願意相信是「中邪」、是「我把自己弄成這樣的」。

心理學概論的課堂上，老師告訴我們**「精神疾患是生理、心理與社會共同交互作用的結果」**；性格心理學老師開宗明義，慎重表示「**性格沒有所謂好壞**」。我想，**縱然性格是某一部分病因，卻不能粗糙地將病因簡化成性格問題，以偏概全**。

直到閱讀鍾鉉的新聞，我才隱隱約約懂得，當醫師說是性格造成疾患的苦痛時，等於是對於整個「我」的否定吶……。如果性格是病因，不就意味性格缺陷嗎？不就意味「我」是不好的嗎？但願，就算是專業人員也請不要輕易為病因下結論，請留給案主多一點希望，好嗎？

〔補記〕

試圖解釋某事件發生的原因稱為「歸因」。傾向將自己的失敗歸諸於外在情境因素（運氣、他人）、將自己的成功歸諸於內在個人因素（性格、能力），這種現象稱為「自利偏誤」；相反地，看待他人的失敗傾向歸咎於個人、視他人的成功為偶然，即為「基本歸因謬誤」。或許這也是許多患者身邊的人經常將病因侷限於患者自身的原因之一；或許這也是許多患者經常將病因侷限於單一外在事件的原因之一。

從另一方面來說，若是老是覺得自己的成功是運氣使然（外在、不穩定、不可控），總是以失敗自我譴責能力不足（內在、穩定、不可控），亦容易掉入憂鬱的漩渦之中。相信生活中大多數事情能夠由自己控制（內控）而非由外在不可控的環境決定（外控）的人，健康狀況、自我肯定較佳。

因此，如何在其間取得平衡，是我還需要努力的課題。

※以病為師：不論性格是什麼樣，我們都可以喜歡自己的模樣。

# 胖胖小矮人

## 二〇一八年六月一日（五）

「期中、期末是外在標準考核表現最為嚴峻的時候，考試之後標準鬆動、壓力減小，似乎情緒就會稍稍回溫。標準好像和情緒共舞著。」昨天晤談時心理師與我核對這一年來的病況。我點點頭說：「應該是吧！」。

「這些標準從何而來呢？」心理師問道。聽了心理師這段話語，我想起父親上週末對我說「讀書人看什麼電視」；想起家裡給予各種瑣碎的限制；想起自己像是溫室裡的花朵，做許多事都綁手綁腳。「爸爸當然是為了保護你，但是這樣也缺少了一些彈性。」心理師是這樣回應我的。

我想不僅只於家庭，成長過程中，我們總是內化太多外在的期待，給自己設定太多條條框框的標準，每當達不到所謂既定的「不能……應該要……」，便不知道自己做得好不好，無所依循、章法大亂，就像住在玻璃瓶裡的胖胖小矮人。

長大後的我們，可以等待世界的標準浮動，也可以依據自己的狀態調整心中的浮標，或許如此不會是眾人崇敬的超人，但是能成為替自己撐起一片天的小巨人。

〔補記〕

心理學中有一解釋精神疾患病因的理論，謂之「**素質——壓力模式**」。正如同許多患者會自問的：為什麼是「我」？為什麼是「現在」？這和小矮人為何卡在玻璃瓶中有異曲同工之妙。其一，小矮人的體態：其二，玻璃瓶的樣式。若小矮人輕盈靈巧，自然來去自如；若是廣口瓶夠大，圓潤的小矮人也不至於塞住啊！精神疾患也是，需有先天致病體質，加上後天壓力、環境影響，才會呈現病症。

現代精神醫學、心理學通常由生理、心理、社會三個面向來探討精神疾患的成因：

➢生理
- ✧遺傳
- ✧神經傳導物質
- ✧腦部結構與功能
- ✧睡眠

➢心理
- ✧壓力事件
- ✧性格、自尊
- ✧態度、信念
- ✧情緒、認知、行為
- ✧因應技能

➤社會（環境）

✧社會支持[10]系統

✧文化

✧經濟

※以病為師：當世界殘忍評價我們，不妨回過頭聽聽自己心底的聲音，記得給自己點個讚。

10 來自他人的關愛、協助與支持，包含情感性支持、實質性支持、知識性支持、評價性支持，有助於個體因應環境壓力和挑戰。

# 結語

此章節，我刻意打破「某個疾患對應哪些症狀」的架構，一方面是藉此傳達不同疾患可能會有共同的症狀，並非一個個獨立互斥的類別，另一方面希望大家在看見疾患、病症之前，看到「完整的人」，不論醫學上的診斷有多少、是什麼，這些困難對於當事人而言，是確確實實集於一身的，或許他們並不認為「哪些症狀來自於哪個疾患」需要深究。

診斷不全然是負面的，也是探索自我的脈絡、接納自己的鑰匙、方便溝通和獲取協助的捷徑。把疾患全然歸諸於生理因素很不負責任，以病因過度譴責自我也不公平，成因不會單一，也許可以探究，也許不可考，重要的還是理解自己、安撫自己、幫助自己。

# 卷三

# 雙極的世界

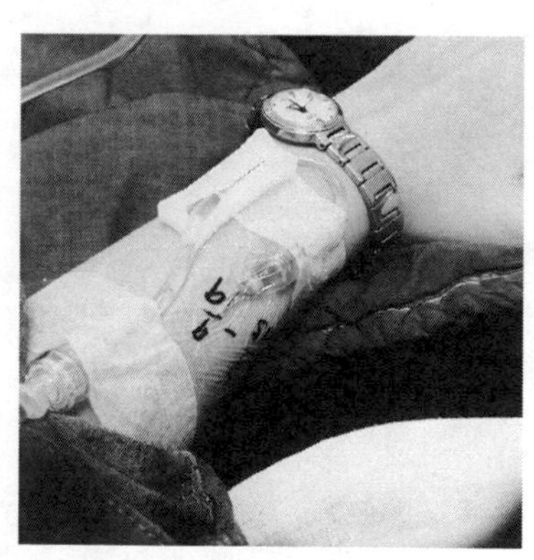

每一次心跳都不是偶然，
每一回呼吸都來之不易。
和生命不斷拔河的過程，
多少次才能持平一次？
需要多少勇氣和意志力才能戰勝自己一回呢？
和生命拔河需要很多、很多耐心，
載浮載沉依然掙扎著也是一種勇氣。

他們說，我念心理治療念到病了，
可是大一其實只學了心理學概論、統計、微積分；
他們說，我想太多、太悲觀才會生病，
可是也有人說我是個正能量滿滿的人；
他們說，我壓力太大才會生病，
可是身邊的人好像過得比我繁忙、焦慮、悲傷和痛苦……。

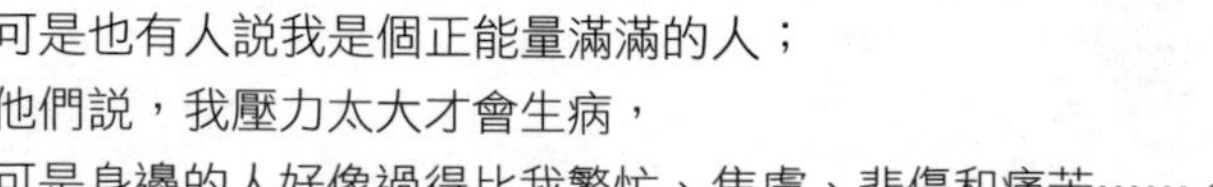

# 與生命拔河

## 當生命走到盡頭

### 二〇一七年七月十九日（三）

自從學期末生心理出現變化，傷害自己的意念便一直相伴相隨，就連坐在宿舍上舖床沿，心裡所思所想都是：「從這裡摔落，我會不會死？」當然，理智的鐵鎚總是狠狠地敲碎這些瘋狂的思緒，「別傻了！人家從好幾層樓落下也只是骨折而已，何況這連一層樓都不到？還是別想了，好好滾下去做該做的事吧！」我對自己說。

當死亡的鐘聲不斷在腦海中迴盪，我總是輕柔堅定地告訴自己：「你很清楚你一點也不想死不是嗎？」然而，這樣的思緒還是痛苦的，我百思不得其解，關於自己為何有如此意念。身上沒病沒痛，可是，死亡的感覺卻如此接近，彷彿生命走到了盡頭，除了窒息感，在藥物介入而使病情穩定後，憂鬱給我帶來更多的是「把每一天當作生命的最後一天來活」，並非完成生前最後願望的感覺，而是更珍惜身邊的一切，平凡中看見不平凡的愛與情感。

自傷意念漸漸褪色，剛開始時，我總拿著訂書針、指甲剪戳弄手指，以這樣的方式來取代國中時劃傷手臂的自我毀滅，或許是性子裡的一股傲氣不願承認自己如同當年一般幼稚荒唐；又或許是身為心理系學生而產生的責任感、使命感作祟；抑或不想再三打破向許多人許下不自傷的承諾。上週，莫名其妙的好奇心，查詢了關於自殺的方式，有些訝異，現在網路上的資料已經如此鉅細靡遺，窮盡所能把各種方式的缺點列出，這是不是也是阻止悲劇太過輕易發生的一環呢？若是鬱悶至無法動彈的地步，這些瑣碎的細節、致命點就足夠讓人疲憊作罷，我想，似乎可以理解，有些人認為抗鬱劑生效時，患者恢復行動力的同時，也增加了自殺的機率。我很幸運，手指的皮膚逐漸癒合，因為我不再時常地破壞它。

今天陪媽媽到醫院小手術，恢復室中那熟悉的臉龐由於麻醉藥而沉睡著，監控生命跡象的儀器過一段時間便會重啟刷新，儘管知道媽媽沒事，但是那一小段時間，螢幕上的心跳呈現一直線時，還是令人心驚膽戰。我不敢想像媽媽離開我們的那一天。一生安康是多麼渺小卻又奢侈的願望。人們總稱頌生命的堅毅頑強，然而，當生命走到盡頭，它似乎仍然如此脆弱、不堪一擊。

**※以病為師：生命易碎又堅韌，脆弱又頑強，不論生病與否，盡情揮灑不留白。**

## 究竟為誰而活

### 二〇一七年七月二十四日（一）

人的一生有多少情非得已，有多少是真情，或者，只是為別人而活？

為生命找個解釋，人總是如此的，需得為別人而活才感覺到自我價值，什麼時候才能夠好好地為自己活一把？有一句話令人陶醉：「你可以成為任何你想成為的樣子。」我總是思考著這句話，卻也更加徬徨，我想成為的模樣是什麼呢？我連目的地都不曉得位於何方，焉知這樣隨意漂泊於汪洋大海之中，是否在正確的航道之上？

窗簾的拉繩，一個深深吸引人的圈套，我像是隻貪婪無知的小兔子，盯著圈裡的誘餌悠然神往，嚮往使眼裡多了一分炯炯火光，不一樣的是，小兔子貪戀的是胡蘿蔔甜美的滋味不惜落網，而我則是對於陷阱可能帶走苦痛與迷惘感到癡迷。皺了皺眉，圈套的高度不那麼恰好，這個圈套並沒有想像中的完美。

有些人說，有病該治；有些人則說，不該視自己為病人。如果，我知道拿自己如何就好了。突如其來的狀況，原本能做的變得不能，自我認同愈加模糊，對我而言，有病也好，沒病也罷，最重要的不是診斷或用藥，而是如何和這樣的自己共處，我深深明白，既然發覺自己的這個面向，就只能學習好好和它相處。我不斷地告訴自己，只要願意，還是能夠拿回生命的主導權，還是能夠追逐自己理想中的生活，所有我能夠做的都還是能夠做到，至少，會有那一天。我堅信。

期末將多肉植物帶回家，沿途的車馬勞頓，讓它們幾乎全軍覆沒。當初從學校活動拿到時，它們生命的堅韌帶給我希望；後來身體、心裡難受，它們也逐漸凋零；回家後的頹靡，讓我更加不願面對它們的衰亡。今早，發現一個多月疏於照顧的多肉植物，依然有一、兩株健在，其中一株儘管死去，嫩綠的芽帶來新生。正是因為他們太像人，是完完整整的生命，也許才讓人總是投射[11]在他們身上，讓人誤以為他們為人們而活，就像我們為他人而活一樣是錯覺。

※以病為師：不要自我侷限，再為自己好好活一回。

**➤心理防衛機轉**

[11] 心理防衛機轉的一種形式，將自身無法接受的缺點，歸諸於外界，以此保護自己免於焦慮。

# 又哭又笑

## 二〇一七年九月二十日（三）

星期五是回學校第一天，馬上就崩潰了。

藉口騎車在校園逛逛，沒告別父母便頭也不回地往前衝，那刻，我怎麼也無法豁達瀟灑。直覺地往心輔組奔馳，卻膽怯不敢進入，心理師恰巧在走廊另一頭聽電話，我見狀反而撒腿就跑。當晚輕微地overdose，鎮靜劑吞了十八顆，便睡著了。

沒想到睡前竟然迷迷糊糊傳訊給家人：嗑光了鎮定劑（我真的一點印象也沒有）。家人猜不透我的語意，還是擔心地打給宿舍阿姨，請她去看看我。聽說阿姨叫不醒我，爸爸便決定送急診，和媽媽從家裡直奔醫院來，即使那天才剛送我回學校。

宿舍的床在上鋪，我想，大概救護人員也沒辦法把我弄下來，只好用盡全力搖醒我。我睜開第一眼，便是一堆人站在房裡，被人盯著睡覺讓我好尷尬（當然是事後的感覺，那時候昏昏沉沉，一五一實招了。）我根本沒想過可以拒絕就診，想的倒是得換身衣服，可不能穿著睡衣出門，現在想想，簡直是被自己的智商打敗。拇指扎了針驗血，照了X光，做了心電圖，定時量血壓和體溫，還打了兩瓶點滴，在醫院待了一晚，隔天中午便出院了。

我只記得上救護車時，即將下班的宿舍阿姨仍須陪我去醫院，我說了聲對不起。

爸爸媽媽趕到醫院的神情，我迷濛中瞟見了一眼，鎮定中掩不住焦急。我以為會被責備，他們卻只是靜靜守著我，媽媽甚至擋住想詢問我為何如此做的爸爸。

昨天和心理師碰了面，一個下午，我不斷地又哭又笑，這些感受好強烈，強烈到現在都還無法整理好。簡單記錄。

心理師從來都沒有強迫我什麼，因為相信我，所以即便星期五傍晚看見我到心輔組卻又跑走，並沒有強迫我當天留下來。晤談過程中，她吐露了許多真摯的語言，我慌了，愧疚地恨不得鑽進地洞裡。我總覺得自己也相信她，只是被通報制度綁住了而不願意多談，可是，制度是死的，人是活的，其實，我們是可以一同面對通報機制的，一起面對我內心其他的恐懼。我倚仗著自己的專業知識去做傷害自己的事情，認為那點劑量不足以造成危害，然而，生死這種事情誰也沒有把握，要是有萬一呢？每個人都只有一條命，我有什麼賭注的籌碼嗎？

今天也才開學第三天，許多許多的事情發生，許多許多的選擇等待我去面對。希望平安順利。感謝每個給予協助與能量的人。

**※以病為師：制度是人訂的，只要人有彈性，制度就不會死板。**

# 黃粱一夢（一）

## 二〇一七年十月十一日（三）

昨天下午仍然感到暈眩、噁心，心理上則是格外焦躁與崩潰，無法於預期時間自行搭火車返校，只能退了票，由家人於傍晚驅車陪同回到學校。

上週除了例行性的晤談外，又另外和心理師簡短談了好幾回，約莫由於在醫院的處方兩種藥物劑量都弄錯的緣故，原先穩定許多的情緒又焦急沮喪起來。週四有六節課，最後一節還是五點下課，卻在當天早上及傍晚都和心理師聊了許久。討論過程中，我意識到當憂鬱侵襲，理智是最不管用的，而放任那痛苦的感受吞噬便是難熬。「在克制不住overdose的衝動前先打給校安中心求助」這件事情對自己而言過於困難，直接到醫院急診室或許容易一些。口語表達困難的我，不論是校安中心的電話，或者生命線什麼的，撇除選擇性緘默的窘境不談，光是向一位素昧平生，連面孔都看不見的陌生人訴說：「我不知道為什麼就是覺得難受、就是想要吞藥。」儘管只是想像，都令我覺得愚蠢與難堪。

當天夜間，我讓自己洗了澡稍稍冷靜，走到學校旁邊的醫院急診室，看見急診門口有所管制，我不敢向前，只是在靠近急診的長廊裡頹喪坐著，一位男子經過時，大抵誤以為我是某位急症患者傷透腦筋的家屬，遞給我一張印有看護、生命禮儀等服務項目的名片，我哭笑不得。回到宿舍，避開室友的視線，我依然吞了藥，到隔天早上陸陸續續服用36mg的抗焦慮劑。

週五早上撐完必修課，什麼也沒聽進去，人在，魂早已不知去向。騎車走路都有些搖晃，這裡磕著，那裡碰著的。由於前一天我的情況而擔憂，心理師讓我當天下午連假搭車返家前再找她一回。看見我迷茫的模樣，心理師聯繫了我的家人，和我的朋友一起陪我坐上救護車到急診去，那時候，我才發現自己終於可以不用再緊繃著，昏昏沉沉地進入夢鄉。

吊著點滴，生理食鹽水由針頭送入血液之中。半夢半醒的我，望著在病床一旁的心理師，儘管身體由於藥物的關係已經軟綿無絲毫力氣，我的淚水卻不斷滑落臉龐……。

終於能明白，「**醫院是用來保存生命的地方**」這句話的涵義。造化弄人，有些疾病使人求生而不能；有些疾病使人生不如死；有些疾病使人拼命在生死之間尋求立足之地。醫療可以幫助我維繫生命，但我要願意幫自己、願意好好活，才有痊癒的可能。

**※以病為師：不論願不願意，都得接納當下的狀態。**

# 黃粱一夢（二）

## 二〇一七年十月十五日（日）

那天，在急診室昏睡了一會兒，一位自稱是醫師的女人沒好氣地隨口問了一些問題，我只是用筆電簡短回應，文字之間有幾分倔強與賭氣。爸爸、媽媽下班後直奔學校這邊，他們到醫院不久，急診就讓我們離開，簡便到不行的處理讓我啼笑皆非。這樣也是，我想，畢竟已經兩回因為同樣的原因被送到急診了，對於我浪費醫療資源的行為，他們不悅也是應當的。

到家時，已是深夜，弟弟、妹妹早已在阿嬤房裡沉睡，那天晚上，是好多年以來，我能夠獨佔媽媽一晚，在自己家裡。（雖然方式可能不太恰當，每個行為背後都有正向意義，如同傷害自己這樣的負面事件蘊含著對母愛渴求及依賴。）

隔天早晨，阿嬤熬了粥，讓我配著蛋和青菜用了早餐，沒想到再清淡不過的飲食，沒吃幾口，便讓我一整天吐了五次。夜晚，媽媽帶著難受的我到療養院急診，原來，這邊處理不了我生理上的嘔吐與暈眩，急診醫師倒是挺詳細地分別與媽媽、我深談。身體難受得要命的我，脾氣卻還是那樣硬，只因剛進門時護士由於不了解選擇性緘默不斷詢問我名字，便對於護士感到敵意、防衛，醫師進到診間要和我談時，我直盯著站在門口準備做紀錄的護士不肯開口。「她站在門口，應該沒關係吧？」醫師理解地說道。頓時，我的強硬逐漸軟化，恢復一點理智。

儘管僅是值班的住院醫師，我感受到她的悉心傾聽，於是，在鍵盤上一字一字敲打起來，傾訴和提問都被她輕柔地承接住。大概是overdose造成的昏沉加上情緒的緣故，我竟直接對於精神科醫師質疑起精神醫學的未知與模糊，她可以用一萬種方式為自己的領域辯解，然後被我翻白眼，沒想到她的回應是那樣溫柔而堅定：「所以，**這就是我們一直在努力的方向。**」我完全被她這句話給臣服，徹澈底底地輸得一敗塗地，卻又欣然接受這滿滿的正能量。是的，沒錯，我們都希望這個領域、這個世界變得更好。

那晚，只喝了一口安素，又吐得一蹋糊塗，便沒敢再試。overdose前午餐吃的小月餅是最後為身體消化的食物，三、四天沒有進食，我仍然沒有食慾，沒有感到一絲飢餓。隔天，去一般醫院打過點滴，才漸漸恢復。

**※以病為師：或許世界本來就不完美，但我們貢獻的一份努力會讓它更美一點。**

# 不存在

## 二〇一八年二月十二日（一）

這是寒假以來第一次明顯發作，前幾週不願家人擔心總是戴面具佯裝自己，很倔強、很倔強，不想要表現出自己的不舒服與懦弱，直到兩天前原形畢露，遮掩不住哀傷及易怒。

上週回診，W醫師詢問我：「是否與心理師討論過想要尋死的原因？」我搖搖頭，一時想不出自己怎麼會有這樣的念頭。事後才回想起，在一次昏昏沉沉的狀態中，曾與心理師提過，**希望自己從來不曾存在過，而非自殺離世**。換而言之，我沒有真正想過自殺，只是想讓自己消失不見。

存在過就有了牽絆，擔憂愛自己的人痛不欲生、生不如死；不存在也就沒有了苦痛，沒有難以理解的世界運轉之道。沒有了自己，蒼穹依然會是蔚藍的，綠野依舊如此遼闊無邊，似乎少了一個我，世界也會好好的，但是我就可以不痛了。時時刻刻被死亡的念頭糾纏，仍然說服自己為愛再堅持一會兒。這個「愛」，不一定關乎血緣、友誼、愛情等，不一定關乎多麼堅實深厚的情誼，也可以是路人一個會心的微笑、小狗的搖頭晃腦、鳥兒的啁啾、花草的芬芳，都是簡簡單單的快樂，是世界與我們給彼此的愛。

※以病為師：覺得自己沒有價值、認為未來沒有希望、感覺活得太辛苦，也許都不是為何自傷的答案。或許只是想要脫離難以承受的痛苦而已。

## 為什麼要活下去

**二〇一八年四月十四日（六）**

由於某些重大事件，心情越加複雜、混亂，夢魘、夢囈不斷。昨天回診，W醫師見到我焦慮地撕嘴唇表皮以及額上因撞牆留下的瘀腫，擔憂地詢問我住院的意願，免得無法控制自殺的念頭。我轉述給心理師聽，她問我的想法，我搖搖頭，她說她也相信我。

前天晤談時，我哭著問道：「為什麼一定要繼續活下去？」這一點也不公平，有些事明明錯的不是我們，卻必須揹負劇痛活著，這是什麼道理？「我也不知道為什麼。但是對我而言，**並不想停留在不好的點，不願意就這樣結束在這兒**。」她說。「如果你輕易離開，我真的會難過的。」她再一次為我流下心疼的淚水。「我會盡我所能幫你，力所不及的就找人幫我們，如果你不願意轉介，我們就一起用破破爛爛的方法成長。」淚流滿面的我們都忍不住笑了。這份愛，很特別、很特別。

〔補記〕

「當初不知道為什麼要生你？生你、養你那麼辛苦，結果你還這樣！」、「那就不要生啊！又不是我叫你把我生出來！」這種八點檔家庭劇經典橋斷，帶出一個事實——我們「被迫」降生於世，沒有人徵詢我們的意願，沒有人給予選擇的權利，似乎活下去就是我們的天命。然而，我們可以選擇的是「自己想怎麼活」。

※以病為師：「我們一路奮戰，不是為了改變世界，而是不讓世界改變我們。」繼續向前邁步才有機會看見未來風景。

## 劫後餘生

二〇二〇年一月十日（五）

趕在二〇一九年結束前兩天，星期一中午出院的。這次在醫院待了兩週，包含急診和住院。去急診是在晚上，可是從當天下午開始，我就沒有意識了，嗯……外面看起來是清醒的，可能還跟許多人說了話、發了幾則限時，但是連續四、五天的記憶完全空白，與其說是遺忘，倒不如說是記憶不曾存在，就像被抹去一般。

事後聽心理師說起才知道，急診前，我整天待在心輔組那邊，期間，辦公室的好幾位師長見我不對勁，輪流關心我、陪在我身邊，而當時和其他學生有約的心理師，忙完之後也和我談了談。然後，談到一半，不知怎地我就跑到外面窗台，甚至是我第一次真的翻到窗台外的平坦屋頂，幾位心理師在窗邊抓住我，「有點年紀」的駐警伯伯就只好跟著我從另一個窗口翻出去。聽到此情此景時，我有點尷尬又好奇地問心理師：「蛤？是喔？那怎麼把我抓進來的？」因為立體旋窗的縫很小，爬的出去已經很奇蹟，更別說是把神志不清的我帶進來。心理師苦笑跟我說：「也沒有，他在你旁邊直勸你『妹妹，麥ㄟ揑啦』」由於我整個人很錯亂，在大家千辛萬苦把我平安帶回心輔組後，心理師還是聯繫家人，建議去一趟急診。

很妙的是，我已經從急診平安出院，要提前到門診回診了，結果，昏迷在候診區。這次住院的原因對我而言比較奇特，醫護稱之為「**血清素症候群**[12]」，所有見證的人事後跟我說當時如何險象環生，說我差點就「回家」、「bye-bye」了。比起躲過死亡，我更慶幸的是逃過「沒尊嚴地活著卻死不了」的命運。很多人事後跟我提起當時我的一言一行，包括四肢不自主運動，以及專業術語裡所謂的「譫妄」——滿

12 血清素症候群通常為抗鬱劑過量或者交互作用所致，導致神經肌肉組織過度活化（顫抖、肌肉僵硬等）、自律神經失調（發燒、高血壓等）、精神狀態改變（昏迷、譫妄等）三大類症狀，嚴重者可能致死。

口胡話、幻覺、定向感全無（不認得人、不知道時地）等等，我沒想過，這個課本幾句話帶過的名詞，自己有一天會跟它掛勾。我總是被他人的陳述逗得哈哈大笑，又或者，比起罪惡感，笑著或許是比較適合的應對方式。前幾天家族治療師跟我說，當爸爸講起當天種種，包含「起乩」、「附體」似的各種譫妄症狀，我彷彿是在聆聽別人的故事一般。她對滿臉擔憂的爸媽說，其實我很棒，因為大多數病人會認為幻覺、妄想的內容是千真萬確的，而我在迷迷糊糊的狀態下，還能夠質疑感知的真實性，是好事。

為什麼突然這麼嚴重呢？老實說——不知道，他們，爸爸跟醫護，覺得我在「解離」時不小心吞了幾天的門診藥物，然而，我真的不知道，徹底解離的時候知道才有鬼，所以，原因將永遠成謎。點滴打到出院前三天的週五才拆掉，一度飆升到正常值數十倍的「毒素」肌酸酐慢慢下降了，「營養」不良所致的鉀離子、鈣離子缺乏也回復了點，所有的生理機能可以靠飲食、飲水自己調節了。

住院醫師是一位很酷、很用心、很溫暖、很有智慧的專科護理師，每天早上都會來看我，陪我談談，也給予一些很中肯、特別的觀點。某天下班前被我攔截，我很焦慮她只給我帶一種藥出院，很懷疑這樣能不能行。她依然耐心解釋給我聽，說是雖然身體機能漸漸恢復，畢竟大不如前了，避免身體負擔的同時，也防範再次由於解離而過量，所以藥物只能暫時使用最必要的那顆，且是最低劑量。然後，可能是這次藥物過量的緣故，左顳葉腦波異常，可能要再排檢fMRI。其實去年、今年陸續做過幾次

EEG，當時主要是希望排除癲癇的可能性、確認是解離，可是檢查結果都是正常的。儘管，**mental disorders**是大腦的疾病，可是，平常很少會去做這些腦部生理檢查，這一次，我才有一種自己的腦部受損的現實感——連EEG都照得出來的傷害。

沒有害怕、沒有擔心、沒有慌張，可能只是感嘆而已，學了近四年的「大腦」，變得真實起來。腦傷，某個程度上，是另類的腦傷了吧，那臺失控撞人的車，是我自己。**說不上是後悔，在沒有意識的情況下，我感覺那不像是真實存在的我，既然我不存在，傷害自己也不像是我的選擇，可是，如果可以，我希望自己有能力保護自己，而不是輕易被病症控制、左右。**有一種淡淡的感傷，不同往日每一次失序，明明這次應該是最恐怖的，也是最能夠推諉責任的一次，按照世俗的標準，大可藉著創紀錄的斷片五天而心安理得、冠冕堂皇地逃避下去，可是，心裡某一塊變得柔軟又堅韌，所以，我能夠幫助自己快速恢復，第13天早上就出院了，而且是醫師允准，並非自己落跑。我慢慢可以多接受一些休學、延畢、今年不考研等的可能性，開始設想自己25歲的自己、30歲的自己會是什麼樣子呢？對於從小沒有打算活過20歲的我來說，能說是對「自己會有未來」這件事不再那樣抗拒了嗎？

我不知道大腦功能壞掉的程度怎麼樣，不知道它會不會繼續壞下去，更不會知道經過這個小插曲，人生的方向與步調會曲折、緩慢、紊亂多少，可是，如同專師、心理師跟我說的一樣，首要任務就是解決解離的問題，讓自己安全為先。創傷的復原、疾病的療癒、生涯的計畫等議題，先保命，才有機會探索、思考、繼續。

# 看診與藥物

## 關於精神科藥物

### 二〇一七年六月十日（六）

我感覺自己彷若一條臥躺在實驗桌上待宰的魚
而操刀的正是自己
一步一步分解剖析再縫補
看得愈清晰　愈顯得朦朧不明
愈破碎的　愈完整

我感覺自己彷彿是頭大象
那天　醫師似乎撒了個謊
將鎮靜劑與安眠藥的汙泥
化為抗焦慮劑的白蓮
當蓮粉碎於鮮紅血水翻騰肆虐
任憑龐然大物也只能屈服
一陣昏迷

我感覺自己像具木偶
抗鬱劑是那雙幕後操弄的黑手
威嚇使人戰慄
抑或　那些繫繩的無情
讓雙手躁動不已

我感覺自己如同一位暗黑的巫師
在每個靜謐的夜裡
重複地施行儀式
將這些裹著糖衣的苦澀
一粒一粒地送進嘴裡
放任他們在體內橫衝直撞切割自己
不　應該說是「幫助」自己

# 與自己並肩作戰

## 二〇一七年六月二十四日（六）

今天是第三次看診，上次看診已是兩週前，中間經歷了期末考試和報告的轟炸，總算捱過來了。

我不知道自己的認知功能會下降到如此，國文和統計是和老師協商過、延長時間的科目，兩位老師延長許多時間，我以為綽綽有餘，沒想到，國文在原本的時間內作答完成，硬擠出來的五題問答題，跟期中考作答字數相比，不到三分之一，字詞的連貫性和運用也不順暢，寫字很僵硬、很慢，還會突然忘記國字怎麼寫，專注力一下子就飄走了，進入放空狀態。鐘響，這次字寫得大，加上黏貼題目的關係，雖然字數少，試卷已經滿了，腦袋榨乾、不知如何是好的我，於是交卷。我爸問我：「老師不是延長時間？為何不繼續寫？」對啊，為什麼？

統計出了許多岔子，幸好老師很體貼溫柔地回應。先是記錯考試時間，著急了一會兒怎麼網路上沒有試題，之後正式考試，電腦突然無法讀取壓縮檔，我寄信請老師直接傳檔案，但是老師剛好去巡堂，我只好借用室友的筆電自行解決，也因此，老師又讓我延長了半小時。在交卷時，電腦又出了一點問題，大約又花了半小時交卷。結果，我還真的寫了整整五個小時，加上前後的處理狀況，我用了六小時解決一張原本三小時之內要完成的試卷，而且，時間快到的時候，我還在掙扎，一邊著急地落淚，一邊繼續應試。我沒有想過，自己會把自己弄得如此灰頭土臉，原本能做到的，竟然做不到了。

T醫師詢問我服藥的狀況，也閒聊了暑假的規劃、期末考、看書、讀心理系的初衷之類的雜事，我也詢問了心理師讓我和醫師討論的兩個問題。

我感覺服藥後，情緒比較穩定了些，儘管仍有許多莫名低靡的時刻，身邊的人也感覺我開朗了些、笑容多了些，醫師說是藥效開始發揮了。醫師也和我討論說話的情況，我說：「這兩週說話好了許多，是不是藥物會讓我比較不緊張？」我很清楚答案（抗鬱劑有很多時候也是焦慮疾患的藥物，更何況還有個抗焦慮藥物），卻還是詢問了這個問題，一方面是覺得抓到自己不說話的源頭，另一方面也擔心沒有藥物之後的自己還能不能好好地說話。醫師問我：「學到選擇性緘默了沒？你有沒有覺得自己很像這樣的特質？」我點點頭，因為有意識到這件事，即使課程還沒學，對於選緘算是有一點認識。老是由於口語表達在成長過程中遭遇許多不諒解和挫敗的我，真的不是故意的，我也想要好好說話，「只是緊張會讓你冰凍起來、僵住了。」醫師依舊不疾不徐地說。

「剛開始是因為自己的狀況，所以從國中就想念心理。」對於這個很難回答的問題，我簡單地回應，不外乎就是自助、助人，因為自己曾經經歷過，所以能夠明白不被理解的感受，想要陪個案走一段生命旅程。「為了自己而讀會很辛苦喔！因為這一行就是用自己來工作。」醫師提醒我。這個我知道，要不是如此，我根本不會願意坐在診間，我暗想。認識自己，接納自己，承認自己的有限，接受別人的幫助，處理自己的議題，永遠都是助人前最需要和最重要的事情。

心理師要我向醫師提問，應該也是讓我更能安心地接納這個狀態的自己吧！

Q1：為什麼我需要吃藥？

A1：藥物治療是幫助你把情緒的起伏落在一個比較緩和的狀態，我們常說要靠自己這沒錯，**藥物是讓它維持在你可以處理的範圍之內**。有些人會覺得還在吃藥就是仍然生病，我常跟我的病人說，吃藥會讓一些人知道你生病，但是其他不認識你的人，會認為你和一般人的互動沒有不同啊！可是如果不吃藥，會讓人感覺到你的不對勁，那大家一看就知道你生病了。另外，**藥物也是讓你有時間去學習新的生活模式**。

Q2：大家都希望我很快、很快就好，像室友期待我開學後就能恢復（要我暑假好好調養，開學後我還是那個很棒的我），爸爸媽媽也不想要我一直吃藥（他們擔心我吃一輩子、會變笨）。壓力好大。

A2：我會建議第一次的治療至少服藥一年，如果和爸媽衝突的話，那至少就半年，教科書上**憂鬱症的標準治療就是六到九個月**嘛！我們小時候都會覺得爸爸媽媽才是對的，但是現在你長大成年了，你有權利反抗，更何況，你自己是相關科系的，你對於這個領域的了解會比爸媽多一點，應該嘗試讓他們了解。**許多人會認為靠意志力就能夠好，但是經歷過才知道，就是因為做不到，才會覺得挫折，陷入這樣的循環**。成長就是這樣，要學習選擇、承擔責任。

三週後回診。老實說，聽到「一年」，我都要昏了，每天重複服藥的動作真的會讓人越來越感到絕望，暫且別說藥物傷身，我很難想像，在大二黃金期，我還要跟藥物、跟depression窩在一起那麼久，這太令人崩潰了！後來想想，至少，還有個期限，沒有期限的等待，更加漫長。面對真實的自己很難，就像上次我和心理師談到的，有時候做得到，有時候就沒辦法，自從知道自己有些狀況，到知道診斷，再到終於接受服藥，一步一步接受這樣破碎殘敗的自己，可是，現在的我還是很常攻擊自己，儘管知道depression的原因很多，也還有心理學的知識不斷灌輸觀念，但是當面對自己有這樣的困境時，我還是傾向用大眾的迷思控訴自己（太脆弱、想太多、逃避、厭世、振作起來就好），甚至，我還會用一些學到的心理學知識來證明：就是我把自己弄成這樣的，就算真的是偏向生理因素致病，也是自己把腦袋弄壞的（憂鬱可能是神經傳導物質失調的因而非果、思緒造成神經連結的損害）。

有時候，我還會懷疑，這些是真的嗎？我怎麼會變成這樣？儘管我知道，有些狀況以前就存在著，只是有些不一樣的狀況讓它更加明顯而已。我還會設想，如果躲著、閃著，不去看醫師、不服藥，我是不是還是會如同往常地過生活呢？一樣可以好好讀書；一樣可以在時間內考完試；一樣可以好好學琴、學諮商；一樣逼自己帶著微笑的面具做個不讓人擔心的好女孩呢？我很清楚，有許多的想法，是我的認知扭曲，有許多奇怪的想法如雨後春筍般冒出，我也只能輕輕地告訴自己：「**讓它過去，你既然知道那是認知扭曲，那就笑笑、聽聽就好**。」

助人技巧老師說，有些人天生易感，可是情感性疾患通常可以透過運動改善。有些書也寫到，depression是會好的，然而，也有書訴說著復發率高的殘忍。我一直認為診斷對於學過心理學概論臨床章節後的我沒有任何意義，卻好像，還是不知不覺落入標籤自己的窠臼之中，我的思維中透露這樣的訊息。五年前，我逃過了這個診斷；五年後，它還是進入了我的生命。或許，上天要我學會一些事情，讓我學會接納自己、喜歡自己，要我懂得對別人多一分溫柔。我想，不論depression是不是疾病，**情緒會是真實存在的，每個人都是，也因此，最重要的是學會與不同面貌（情緒）的自己共存**。

謝謝你，很努力面對不堪的自己，加油！我會跟你站在一起並肩作戰的，那個充滿勇氣、理想中的自己。

＊發現許多人到診所並沒有看診、和醫師聊，而是跟醫師說直接領藥。

※以病為師：不要幫疾病打自己，要當自己的神隊友，學著跟疾病握握手。

## 心理小學堂三　Beck認知扭曲

Beck與後續學者歸類出幾項「認知扭曲」的類型：

### 獨斷推論

- 無證據、非理性地隨意推論結果
- 例如：我這麼難看，班上同學一定都不喜歡我。

### 選擇性摘錄

- 斷章取義，以整件事中的單一細節下結論
- 例如：教授說我論文這一小段可以修改得更好，他是不是覺得我的研究很爛，不想讓我畢業啊？

**二分法（極端化思考）**

・非黑即白、全有全無
・例如：我不聰明，所以我很笨

**過度類化**

・以偏概全，用某件事產生的信念運用於不相似的情境
・例如：昨天讀了那麼久的英文還是考不好，那音樂直笛考試不要準備了，反正我努力了還是做不好。

**擴大與貶低**

・擴大缺點、貶低優點，過度強調、誇張負向事件
・例如：才得到全校第二名，我一定很失敗。

**個人化**

・將不相干的事物與自身連結在一起
・例如：爸爸、媽媽吵架都是因為我，都是我害他們離婚的。

**錯誤標籤**

- 把自己貼上不好的標籤，決定自我認同
- 例如：我註定就是隻魯蛇，肯定找不到工作、交不到女朋友。

**災難化**

- 對可能的失誤過度害怕
- 例如：如果我這次模擬考沒考好，學測就會考不好，就上不了大學，就找不到工作，就沒有收入養活自己，我就會餓死在路邊。

**應該與必須**

- 對於自己或他人的做法，具有十分固著、缺乏彈性的想法
- 例如：每次業績我都應該拿第一名。

合併前面Ellis的ABC理論，這邊可以做一個小練習：

| **我常對自己說……？** | 別人都好厲害，我什麼都不會，好失敗。 |
|---|---|
| **認知扭曲的類型** | 擴大與貶低、二分法 |
| **反駁扭曲的認知** | 我真的什麼都不會嗎？ |
| **重新改寫原句** | 每個人都有擅長的、不擅長的，其實，我也有一些別人不一定有的優點，只是希望自己的能力更好一點。 |

## 沒話聊

### 二〇一七年十月四日（三）

昨天是第二次和醫院新醫師碰面，卻沒多聊些什麼。

本來有些精神醫學相關的問題想問，卻還是嚥了下去，就像每次就診一般，診前的千言萬語都會在進到診間那刻灰飛煙滅。

K醫師簡單地問了幾句，我仍然只有點頭或搖頭。他給了我極大的彈性，幾乎是直接照著原先的藥物處方而已，就連多久回診都讓我自己決定。我有點哭笑不得，醫師是相信我？抑或不想招惹我？我可以看得出來，他面對我這樣的患者有些陌生，他知道我有相關背景，可是我也確實是患者而非專業。他有些猶豫地以藥物的中文商品名、顆數詢問我，然而，我最熟悉的反而是藥物成分學名、藥物原廠商品英文名、劑量，而不像多數患者在與醫師溝通時的語言。口語表達很少的我，也無力多說，還是依照他的問法點頭搖頭，事後才知道因此出了烏龍。之前在診所拿的藥物是國內生產，而此次在醫院拿的藥是原廠，儘管成分相同，一粒的劑量卻是不一樣的，也因此我拿到了兩倍劑量的抗焦慮劑，對於有overdose前科的我而言，是不是太危險了？忍不住抱怨起醫師的草率，他是不是太相信我了？若是我不知道相關知識，或者沒有留意，如此服藥也不會是好事吧？

後來想想，我的問題無關乎自己的疾病，不問也罷，問了在傳統體系下培育出來的醫師，學到的也只是那套說法，即使他心裡有答案，他會誠實告訴我嗎？若非只有醫師有處方的職權，我是不是根本不願意踏入診間？是不是寧可尋求其他專業人員的協助呢？若是我對於藥物的真實面更加理解，我是不是有勇氣不再踏入診間？是不是能夠堅定選擇不服藥的決定？在不確定之下，為了病情穩定著想，我只能選擇暫時服藥，並且去理解相關知識，適時地維護自己的權益。或許，醫師也明白，醉翁之意不在酒，我會說也只會和心理師說，不論是選緘或者憂鬱，他都幫不了我什麼，至少我的理解是如此，他所能幫我的就只是處方箋。

一直想好好整理藥物的資訊，一開始接觸時也是迷茫的，儘管網路上資訊很多，卻缺乏整合，很難有系統地快速讀懂，有些太過艱澀專業，有些太過淺白資訊少。希望有時間回過頭來整理。

※以病為師：對付疑問與不確定性，最好的方法就是窮盡一切手段認識它、弄懂它。

# 非典型藥物

## 二〇一八年一月四日（四）

自從十一月初次碰面以來，W醫師的處方越來越非典型，除了抗憂鬱劑，也加上情緒穩定劑、抗精神病藥物。不知道什麼時候能夠找到適合的藥物呢？有時好想放棄，有時卻坦然接受，很矛盾的心情。

〔補記〕

醫師說我發病年紀尚輕（早發），有很高的機率是躁鬱症（這點也在往後的病程中證實了），並非僅是當下所呈現的憂鬱而已。而躁鬱症的用藥和憂鬱症有很大的不同，以情緒穩定劑、抗精神藥物為主，另一方面，情緒穩定劑、抗精神藥物可以輔助難治型憂鬱的治療，於是，在尚未出現過躁症的當時，便開始使用情緒穩定劑、抗精神藥物。

# 藥物的功用

## 二〇一八年一月七日（日）

「是藥三分毒」有句話是這樣說的，但是我們很少去想：為什麼既然如此，世界還允許他們的存在呢？其他科別可能還好，精神科藥物很容易遭到誤解、妖魔化，但其實它們跟所有的藥品一樣，有各自的作用機制。

特教老師詢問我：「精神藥物的功用是什麼？」我知道這個問題沒有標準答案，只是聳聳肩。我想，雖然它不是萬能、不能根治，卻必然有其存在的價值。在我看來，它是保存生命的一種方式，以藥物換取時間，以時間換取空間，好學會與疾患共存，與不同面貌的自己和平共處。畢竟，對於那些努力和生命拔河的人而言，只以「意志力」、「堅強」、「加油」輕輕帶過，還是太過殘忍是吧？

選擇服藥是因為我明白自己的需要，有藥物的輔助可以讓一些事情不那麼艱難，況且，研究指出藥物治療加上心理治療的效果最好。不論是否服藥，在資訊充裕的情況下，做出利大於弊的選擇，就是最好的選擇了。

＊小叮嚀：

・病況因人而異，請不要隨意建議病友服藥或不服藥。

- 尊重醫師處方及按時按劑量服藥的同時，你有權知道正服用藥物的訊息，並與醫師協商，一起找出副作用最小、藥效最好的處方。
- 藥物與心理治療都有各自的優勢跟限制，罹患的疾病不同、身處病程的不同階段，它們能提供的協助將隨之演變。

※以病為師：在評論前試圖理解，在選擇前廣泛蒐集正確資訊。

## 足跡

**二〇一八年六月九日（六）**

昨天下午回診，心理師事先提醒我將一小部分的生活紀錄請醫師閱覽。醫師眉頭緊蹙，仔細地探問僅僅一百字左右的幾行句意：「你覺得這是自己寫的嗎？」我能感受醫師憂心忡忡卻又不願傷害我的婉轉。「我擔心是『解離』，如果跳下樓豈不危險？要不要考慮住院？」醫師說道。後來醫師調高藥物劑量，安排腦波檢查，欲排除癲癇的可能性，並讓社工師打電話給家人請他們下週陪我回診討論我的病況。

看診後是沉重的，往心輔組沉澱也向心理師回報。「你知道醫師和我都很關心你的，也明白住院可以在需要的時候隨時有人在、不用硬撐，先別擔心還能不能回來讀書，也別抹煞這一年來我們所做的一切，以前的你能像現在這般好好與醫事人員合作嗎？」聽見心理師這麼說，我想起最初自己老是發脾氣，不斷更換醫師，羞赧地笑了。

原來、原來，看似空白的一年，不知不覺留下不少足跡。

「先回家去吧！在一個不穩定的地方面對衝擊，對你而言並不公平。」心理師對我說。

〔補記〕

生病近三年，從大一升到大四，同儕能力不斷進益，我依然是病懨懨的我，每次念及如此，心裡的失落感無法遏止，別人一步一步往前走，而疾病走慢了我的時區，我的時間沙漏凝固，彷彿我從未長大過。我老是有一種空白數年歲月的錯覺，就像失去到一無所有。其實，**即便小小的進步不是帳面上顯而易見的，只要往前邁出一步了，必定會留下足跡的。**

**※以病為師：即便步履蹣跚，成長的足跡亦無可磨滅。**

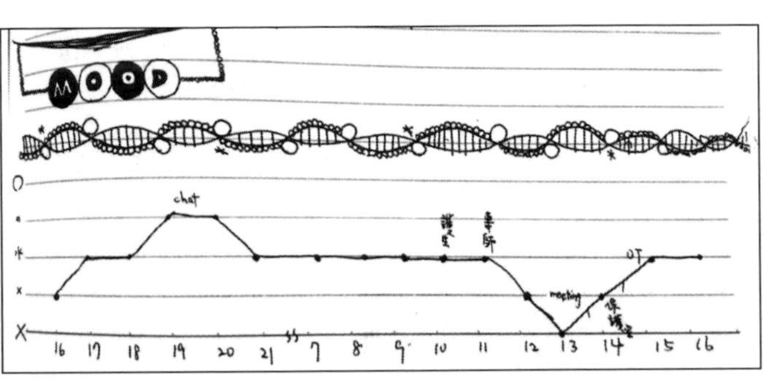


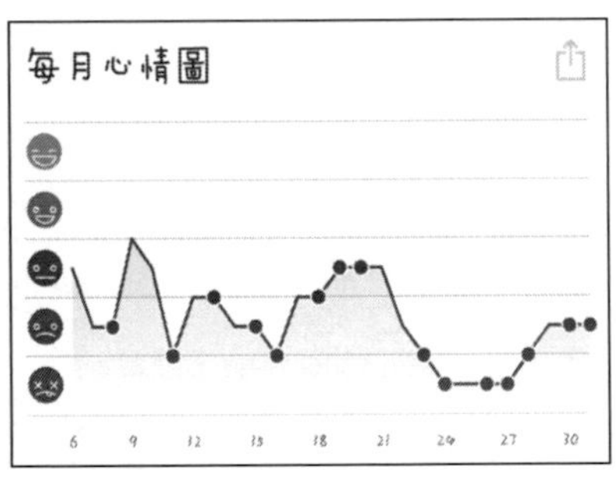


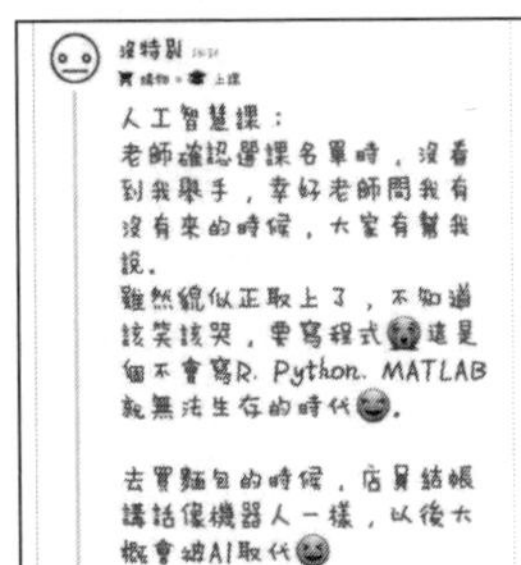


## 心理小學堂四　情緒紀錄

相信大家多多少少有填問卷的經驗，對於「非常同意」、「同意」、「普通」、「不同意」、「非常不同意」這樣的形式問答一定不陌生，這就是所謂的「五點量尺」。我們也可以利用這種方式記錄情緒的正負程度，並繪製成折線圖，觀察情緒變化。除了手繪，利用手機App提醒自己、幫助自己養成記錄的習慣，亦是不錯的選擇。以天為單位記錄每個小時的情緒變化、以月記錄每天的情緒變化，搭配其他文字紀錄（可以從前面介紹的事件、情緒、想法、身體感受等面向著手），累積一定數量後，會有不同的發現喔！將紀錄蒐集起來，和醫師、心理師討論，能夠作為調整藥物、生活型態的依據。

# 醫師

## 二〇一八年八月十日（五）

第N次回診。W醫師是我看診最長久、最穩定的一位，在那之前逛了好幾間醫院和診所裡的好幾位醫師，火爆地彷彿每兩天就開除員工的大boss，連心理師事後都拿此事逗我玩，直到去年十月底才忠實於W醫師。

「有辦法回學校讀書嗎？」醫師問我。我默默無語，沉默了比平常還久才點頭。其實不意外她會這麼問，畢竟這一年來狀況很像雲霄飛車，嚇得所有人心驚膽顫，關於休學這件事情早有無數人詢問，但是我還是倔強地在心裡反問：「這是什麼問題？不回學校要幹嘛？這根本就假議題？」然而理智上是戰戰兢兢，在事情發生前，沒有人會知道我能不能安穩學習與生活，我也沒有把握。

醫師很尊重我的意願和決定，知道我的大三課程有專題、實習、還有大魔王生理心理學及實驗，便告訴我提前做準備、讓自己不那樣緊張。另外義務張老師培訓，因為訓練階段不會接觸個案，就是單純上課與自我探索小團體，醫師認為我上課不會有問題，只擔憂話語又噎住我的喉嚨。兩週後回診時已經接近開學，她說再和我討論相關事宜。

最初這位醫師是爸爸、媽媽算命來的，初診時我根本沒辦法說話、只能打字，在心理師向她說明前，醫師不理解我的狀況，希望我能言語表達，那時候我對她只有敬畏（還暗自覺得機車），可是後來她總是十分耐心等候話語從我的嘴裡嶄露頭角，也可以接受我打字或書寫。我以為她是為嚴肅的醫師，卻在六月心理師陪我回診後，才發覺是自己過於寡言的緣故。其實她很認真地對待病人，不厭其煩地問診、記錄與關懷，調整藥物也是「精雕細琢」、「劑斟劑酌」（¼顆😂），必要的檢查、轉介絕不馬虎或吝嗇。

現在的我越來越信任W醫師，也能夠在診間多說一些，我想，每位醫師的風格迥異，未必能夠一拍即合，可是能夠遇見越陳久越對味的佳釀便是一種幸運。期待可以一起乘風破浪。

〔補記〕

諮商關係、精神科醫病關係很特別，不像一般醫病關係，想換醫師就換，需要一段時間彼此磨合。當找到適合和信任的醫師、心理師，還是不要輕易更動，對於病情比較好。

其中，諮商關係更像心理師和當事人之間的雙人舞，具備適宜的關係是療癒的基礎。若是關係出現疑慮（兩人情誼超乎諮商關係；關係出現難以修復的裂痕；議題牽涉廣泛，需要其他領域專家協助等），可以提出好好討論，可能此時就是「**轉介**」的時機。

・轉介：醫師不只會開藥，也是精神醫療體系中的資源轉介者，除了以生理檢查排除生理疾病的可能性外，亦是患者與心理師、職能治療師、社工師等醫事人員之間的橋樑。

・藥效：鎮靜、安眠類藥物藥效發揮較快，甚至十幾分鐘就能感覺到，而抗憂鬱劑大多需要兩週左右。因人而異、因藥物成分而異。

・副作用：儘管部分藥物具成癮性，在醫師的指示下短期適當使用、逐步停藥，可降低戒斷、耐受性的發生率，無須過度擔心。至於其他副作用，可能多少會有，我也曾經歷藥物所致的頭痛、暈眩、噁心、口乾、手部顫抖、落髮、排尿困難等，通常身體適應後會減緩，仿單上會羅列許多不良反應，可是絕非全部副作用都會顯現，亦不是人人都會有。若過度影響生活，請向醫師反應，醫師將協助調整劑量或更換藥物。另一方面，副作用不全然是負面的，運用得當亦可改善症狀，如：副作用為嗜睡的藥物放在睡前，可以改善失眠。

・工具：切藥器是藥物剝半的利器；藥盒可以幫助規律服藥、減少每天重複剝藥殼所致的時間花費及無力感；健保署的「健康存摺」提供民眾線上查詢個人用藥、檢驗等資料。

・驗血：鋰鹽、帝拔癲等藥物需要定期抽血，監測藥物濃度。

▲精神科藥物

※以病為師：每個人生命中都會遇見許多人，總有一些人，認識的時候，總覺得不合拍，相處久了，卻越來越對味。

## 精神科醫師

| 醫院 | 診所 | 療養院 |
| --- | --- | --- |
| • 生理檢查設備齊全 | • 看診時間長 | • 體系完備 |
| • 精神醫療體系較完整 | • 門診時段多 | • 看診時間長 |
| • 原廠藥（教學醫院） | • 費用較低 | • 心理衡鑑、治療等候時間較短 |
| • 看診時間短 | • 缺乏設備 | • 費用居中 |
| • 費用較高 | • 缺少其他醫事人員 | • 每位醫師門診時間不多 |
| • 每位醫師門診時段不多 | • 檢查、住院需轉診 | • 缺乏某些生理檢查設備 |
| • 心理衡鑑、治療排很久 | | |

（個人經驗，僅供參考。視各醫療院所實況為主。）

# 諮商與治療

## 淚水的溫度

### 二〇一七年八月九日（三）

昨天，是新學期第一次諮商，是重要的里程碑、新的開始。

由於前陣子颱風淹水，以往使用的沙遊室仍待整理，這次的諮商室是陌生的，頭一回總是緊張的，打量著小房間的每個角落，焦慮逼迫雙腿躁動不安，我忍著不讓身體離開沙發，忍耐想站起來徘徊的衝動。

第三次簽署知後同意[13]書，不同的是，這次字寫得彆扭，僵直的手指難以控制小肌肉的協調。一個月未見，心理師照例詢問服藥與生活的狀況。我們談了好多，包括生病前後的差異、如何看待現在的自己。

認知功能下降許多，我笑著調侃自己，媽媽老是覺得我變得笨笨的，就連從校門口走到心輔組，她也擔心我突然忘了自己是誰，因而堅持陪我走到心輔組所在的行政大樓，妹妹覺得荒謬，提醒媽媽並非失智。許久沒有專心看書了，頂多是隨意翻翻課外書，近幾天，意識到開學迫在眉睫，爸爸讓我多少預習一點，縱使做不到像從前一般把大多數章節看過一次，能看多少是多少。專注力很短暫，同一段文字需要重複閱

13 提供案主充足資訊，包含時間和地點、費用、雙方權利與責任、諮商目標、可能的益處及限制等，使其自主選擇是否進行諮商。

讀多次才能勉強理解，心理實驗法念得很痛苦，每個字我都認識，字句卻不認識我，反倒得仰賴妹妹講給我聽，將現代中文翻譯成白話，白話再翻譯得更加口語化，一次頂多看個兩、三頁，忘得很快。說話和動作都變得緩慢，選擇困難的情況下總是回應不知道，也漸漸習慣承認自己聽不懂語意。

我口是心非地回應不知道，但是，心裡卻想著：「我還能如何看待現在的自己呢？怎一個爛字了得。」不曉得為什麼，在向他人敘說病況時，我還是傾向著眼在生理上，儘管我告訴心理師：「爸媽漸漸理解我的狀況、給予支援，那麼其他人怎麼看就不那麼重要了。」我想，自己還是在意的吧！仍然在某個程度上厭惡這樣的自己，對於「身為心理系學生罹患精神疾病」感到羞恥，害怕世界不理解而變得不友善的關心。「每位心理師都曾經有自己的困境，不願意幫助自己的人，怎麼能夠助人呢？而現在的你，漸漸地感受、理解這樣的痛苦，**未來的你面對的是活生生的人，十之八九都承受著自己的辛苦，因為自己經歷過才更能懂得那般絕望與無助。**」她說。

每當看見同樣遭受疾患凌虐的病人——學長、學姊、同學以及網路上的病友，自卑感便會無限增生，和他們的病況相較，我感受到的是多麼微不足道，然而，他們卻能夠做到好多事情，能寫書、演講，在各自的領域大展長才的菁英。我想繼續走下去，我不想要一點一滴地失功能，我想要為自己、為世界多做一些什麼。學姊告訴我，他們也不是一開始就能這樣的，需要給自己時間。時間和空間是最寶貴的。

生病至今，我覺得好累，身體虛弱疲憊，心理也因為面對未知的病況而感到無力，只是如果輕易放開那條最後的線，就什麼都沒有了。生命好像風箏，我們總希望翱翔於浩瀚蒼穹，期許飛得又高又遠，然而，那縷絲線若是把握不住，便會墜毀於深淵沒有翻身的機會。

坦白說，很害怕開學回校；怕書讀不了；怕照顧不好自己；怕面對人群；怕成了家裡的過客；怕被發現生病；怕自己特殊需要不能夠被溫柔地承接住。可是，我知道，不回學校不會比較好，因為我所追求的在這裡。

一個半小時的晤談，我幾乎都是癱軟在沙發裡，淚水如同關不掉的水龍頭，不斷從臉龐滑落。這是我第一次當著別人的面哭泣，就連以往在諮商室都是強忍著，就算生病後還是在人前強顏歡笑，在人後默默啜飲苦澀的淚。第一次不需要逞強；第一次不用感到羞愧；第一次毫不掩飾。有一個人能夠聽懂我的難受；有一個人能夠適當地陪伴；有一個人能足夠溫柔地允許我的脆弱不急著安慰開導，我感覺到安全，盡情地哭泣，一直哭、一直哭，淚水滴滴答答，濕了沙發，也濕了我的衣裙。我能感覺到，此時此刻心理師跟我待在一起，不是憐憫，而是理解我的感受；不是教科書的助人技巧，而是用自己的心和另一個人的心相遇。我想，這就是「共感」吧！這種情境下誕育的淚水彌足珍貴。

我能感覺到冰冷淚水的溫度，如同冰雪化了，春天的暖陽就不遠了。

**※以病為師：雖然心裡感到倦了，和另一個人的心相遇，還是能滿血復活。**

## 紅花卡

### 二〇七年八月二十二日（二）

今天到診所回診、學校諮商。

自從兩周前調整藥物（抗鬱劑原先是SSRI，改為SNRI[14]）以後，白天睡意不似先前那樣濃厚，遲鈍的腦袋瓜沒有太大的轉變，卻漸漸能夠做一些正事，好像開始重拾快樂的能力，多了一點精力與笑容，莫名的低靡佔據整天的比率下降了，食慾增加、睡眠也平穩多了。副作用使得變換姿勢就是一震暈眩（姿勢性低血壓）。權衡利弊的天秤，看好治療效果的T醫師將藥量提高至一般使用劑量。

前兩週，心理師與醫師通過電話，討論我的狀況，如同所有人一樣，他們對於願意配合但始終話少的我感到困惑不解。醫師要我和心理師談談，關於說話，究竟是什麼絆住了我？當我提起醫師說我像選擇性緘默的特質但又非完全不說，心理師讚許我願意敘說的勇氣，即使不喜歡病理化的標籤也能夠說出來。然而，對於現在的我來說，醫師貼標籤是她的事情，我只要清楚自己需要的是什麼就好。心理師準備了許多媒材，包含藝術治療的用具，這次使用紅花卡[15]談諮商關係。儘管明白坐有坐像是禮

---

14 SSRI（選擇性血清素再回收抑制劑）、SNRI（血清素與正腎上腺素再回收抑制劑），是其中兩類的抗憂鬱劑。

15 在諮商過程中使用各種心靈牌卡，有增進關係、促進表達等功效。紅花卡由攝影圖像構成，是常見的牌卡之一。

貌的基礎，大多時間我還是癱在桌上，側趴仰視著心理師，不論我的姿勢多麼歪曲，心理師始終維持與我的雙眼對視，調整高度與角度凝視著沒有一刻安分的我。一度，心理師詢問是否能與我同坐一張長凳一同看畫，不知為何，充滿防衛的我，只是驚惶地望著她。

我選了一張感受較深的卡片，「迂迴曲折的迷宮及渺小的人影」，在微弱燈光及一片漆黑的映襯下更顯氣氛幽妙。在心理師的協助下，只有隻字片語的我總算完成了這張卡片的小故事：R將自己關在複雜牆高的迷宮之內，身在入口的夥伴C企盼著出口那端的風景，心中充滿好奇，同時，卻對於眼前的迷宮束手無策，他需要R的幫助，一起迎向未知的彼端，而R則是懷著矛盾的心情，期待C的進入與參與，卻又恐懼他的接近。再選了一張卡片，「微曦下的地圖」，表示R給予C的協助。縱使過程中以故事暗喻，有一層距離的保護，一旦挑明背後的寓意，仍有緋紅了雙頰的羞怯感。

我懂得，心理師藉此希望我能明白，她需要我的幫助來幫助我自己，縱使路途險惡，縱使通向未知的方向，重要的是，過程中我們在一起，為了共同的期盼而努力，在她面前，我可以做最真實的自己，就算倔強也無妨。

「那地圖怎麼畫？」我問。

「這是個好問題，下次見面前，你好好思考一下吧！」心理師燦笑。

# 調色盤

## 二〇一八年九月十二日（三）

撇除週一暈眩、嘔吐難受得要命，早上去心輔組休息、找心理師外，今天是這學期第一次正式晤談。因為星期一感覺有點強迫性地把四天藥物吞完，這幾天是沒有服藥的，約莫少了這些藥物微微的助眠功能，又或者新學期諮商、新學期課程的緣故，只睡了五小時便清醒無法再次安睡。

談了一會兒選課及身心狀況，剛開學的焦慮和新環境（即便客觀上變動不大），讓我時常腸胃不適、心悸喘氣，其他一切都還算平穩，甚至有些時候很亢奮，這個情況讓我有點擔心，但總比憂鬱到了極點的感覺好得多。兩位室友貌似都是大二學妹（「貌似」意味著十分陌生），根據觀察人的第一直覺，他們清澈的眼神透露著善良單純，儘管大家都安靜少話，卻是各自安生。心理師告訴我去篩選課程，衡量自己的情況為先，她又說，我若是看老師「不爽」，小孩子性子就會跑出來，「但是，**並非除了你喜歡的那些人以外，都是無法溝通、親近的。社會的氛圍使得大家都長成某個樣子，可是實際上不全然是你所看到、以為的。**」心理師說。

這些內容，不知怎地能夠侃侃而談（甚至懷疑自己躁症是不是又來攪局），一如既往般談笑風生，彷彿我們倆之間什麼事也沒有發生。再一次，心理師坦率地跟我談起諮商關係，某些存在於兩人之間的東西，我們都是彼此了然於心的，相較於我的避而不談，心理師一直都在跟我示範，什麼是真誠、什麼是表達、什麼是溝通。上學期末，我的病況最差的時候，同時是我們最尷尬的時刻，氣氛異常詭譎，當住院時，我向話筒對面的心理師哭喊：「可是我覺得只有你能幫我！」一脫口，任我再遲鈍、混沌，也旋即意識到自己說了一句很可怕的話，意味著自己從未說出口、自己可能只是隱隱約約感覺到的想法。那時候的我真的像是菟絲子一樣，完全寄生於心理師，過度的依賴讓我軟弱無力，同時也壓垮了心理師，面對她自己的難以施力、我的狀況連連，難為她客觀平靜地與我相處，我也確實能感覺到她的情緒，但當時的情況，讓我難以靜下來思考，反射認為自己被遺棄了，就像過往的所有經驗一般。**每一段關係都有人與人之間的界線，尋找一個彼此都感到舒適的距離是需要學習的。**而新學期我們共同的目標，就是讓我長出自己的力量，讓我變得顯眼一點，心理師要變得透明一點，如同調色盤上的顏料調和歷程。

心理師和W醫師星期五所言極其相似，如若繼續維持往常的模式，安於家庭所建立的溫室護佑，便只能永遠囿限在家中。而我需要做的，是學會勇敢、獨立面對這個真實的世界，找到一個舒服的姿態，好好地活下去。

**※以病為師：一點一滴幫自己調色，讓各個面向的自己勻和，調成自己最適合的顏色。**

# 人格特質評鑑&生理回饋

## 二〇一七年八月十一日（五）

距離上次在療養院的門診已經兩個星期，醫師轉介給臨床心理師，作為暑假期間的過渡性治療。今天回院找心理師做人格評估與生理回饋。

第一次遇見異性的心理師，總覺得有點尷尬，會談室的座椅擺放是兩張椅子相對的，並非一般常見的九十度角。剛開始緊張到很想站起來，眼睛不知道該往哪邊轉，在學校諮商時我總是直視前方很少接觸心理師的目光，但是，此次療養院的沙發擺設，如果看前面，就會和心理師對焦啊！

見到我將門診醫師給的可能診斷（憂鬱、廣泛性焦慮、適應障礙合併焦慮）記得熟悉，心理師倒是有些訝異。在學校學過概論，另一方面，生病以後就對那本DSM-5感到更加好奇，想到什麼就翻一翻，所以至少對於和自己可能相關的疾患多少是認識的。

我倒意外，人格特質評鑑做的是貝氏憂鬱量表（BDI）、貝氏焦慮量表（BAI），而非學校學到的大五人格測驗、明尼蘇達多相人格測驗（MMPI）。憂鬱量表每題只能選一個相符的敘述，如果有兩個相符就選分數高的那個；焦慮量表大多是身體的生理症狀為主，選擇症狀出現的頻率。兩個量表在網路上都能找到，儘管心理師並沒有解釋測驗結果，儘管學校也尚未學到，我還是有搜尋到量表分數的涵義，憂鬱二十四分（中度）、焦慮十三分（輕度），當個參考吧！心理師說憂鬱、焦慮、緊張是不一樣的，還詢問我認為自己像什麼，我忍不住在心裡嘀咕：「醫師、心理師都喜歡問個案覺得自己有什麼病嗎？」三者之間，我總是傻傻分不清，只知道憂鬱和焦慮很常共病。

這次的生理回饋做的簡易，沒有在身上貼滿各種感測器，心理師只是讓我把左手中指放在一個圈環內，圈環的另一端連接筆電，程式會將偵測結果轉換成心率變異圖。放好感測器後，心理師要我把手心朝上放在腿上盡量別動，我的手指卻不斷顫抖。第一次在沒有刻意調整呼吸的情況下，飆高到一百一，曲線起伏頗大，坑坑巴巴的，其醜無比，意味著放鬆程度低的紅燈不斷亮起，一半以上時間都是處於這樣的狀態。一次、兩次、三次、四次，依照螢幕上的游標（往上吸氣，往下吐氣）以及心理師的指導語（他說像吹蠟燭），心跳漸漸緩了下來，最後可以到達九十，而紅燈和藍燈（中等）的比例越來越少，綠燈（放鬆）的比率到了六成多，曲線變得較平滑，波峰和波谷之間不再出現扭曲皺褶，是漂亮的圖形。

▲放鬆練習

# 拼圖

## 二〇一七年八月三十日（三）

第四次在療養院的心理治療。

**「心理治療就像拼圖一般，一塊又一塊地組織起來，成為一個完整的人。」**心理師是這麼說的。

心理師很努力、很辛苦地問我一個又一個問題，面對這樣一個對於「申論題」一竅不通的我，他盡己所能地幫我將「題型」更改為「是非題」、「複選題」，使本該以「開放式問句」為主的心理治療，變得像是醫師式的問診，真是難為他了。現在的我，時常跟不上一般人語速的滔滔不絕，幾近「左耳進，右耳出」，心理師仍然不疾不徐、輕輕柔柔地複述一遍又一遍，給予適當的時間間隔，讓我能夠思考，又不至於沉默過久令人焦慮。這是最近最輕鬆的談話，沒有記不住的長篇大論，沒有讓我焦躁到坐不住的提問，悉心地聆聽我宛如蚊子般微弱的聲響，一點一點讓我看見未曾打過照面的自己。

在晤談過程中，大多數時刻只有點頭、搖頭與聳肩的我，很幸運地在那麼短的時間便藉由心理師的協助拾得一片片拼圖，我想，將小小拼圖組合起來，便是我現在的任務。

成長的路上，許多人讚許過我對自我的認識頗深、內省能力佳，然而，在學校諮商了好一段時間後，挖得越深，我才發覺自己對真實的自我十分陌生，原先理解的不過是冰山一角。我很期待未來每一趟自我探索的旅程，深深期盼，當那名為「自己」的拼圖一一到位，會是什麼樣的繽紛風貌。

「還想要過來嗎？」心理師將選擇的權利交還給我。我點點頭。或許，幾個月前，我會如同心理師口中那麼擔憂帶給家人不便與困擾，但是，生病這段時間，學得最深刻的便是「接受幫助」，我可以選擇孤軍奮戰，拒關愛於千里之外，也可以選擇讓關愛參與我生命裡的酸甜苦辣，在兩者之中評估權衡，當家人有餘力支援，與其避而不談使他們更為擔憂，不如心懷感恩地適時接受，我知道，家會是我最強力的後盾。

我也必須承認，即將開學的焦慮油然而生，開始感到焦躁不安，入睡再次困難，睡眠中斷的頻率再次增加，頭疼得厲害，換藥以來平穩許多的情緒和精神再度搖搖欲墜，一旦想起開學在即，淚水便忍不住潰堤。原本充滿鬥志，迎戰新學期，充滿期待新階段的學習，但是，掩藏不了心中的恐懼——我還是很害怕自己做不到，害怕恢復不了生病前的自己。不願冒著再次overdose（過量服藥）或者其他傷害自己的危險與衝動，我寧可在生活中留下一個簡單的約定，等待去履行與實踐。

適應新環境的速度，我是相對緩慢許多的，大學以前，並不是那麼明顯，幾乎只要一心投注於課業，國中時的我便知道自己在學習需要較多時間，但是，大學之後，甚至於最近，我才意識到自己需要很長的時間才能夠適應嶄新的人、事、物，從幼兒園到大學都是。我必須慚愧地說，也許，至今，我仍然尚未完全適應大學生活。

猶然清晰的回憶裡，高中老師總是告訴我們讀書升學的路上必須「甘於寂寞」，我當時在心中暗自思忖，這對我而言一點也不是問題，很習慣自己讀書再與同學討論，而非多數人習慣於三五好友成群念書。上了大學之後，開始明白「孤獨」和「寂寞」的差異，我並不害怕alone，卻不喜歡lonely，穿梭在人群中的我總是感到不自在，對於人、對於世界感到好奇的我，孤身一人也不是我最喜歡的狀態，看似兩三人是我最能接受的人際相處模式，我仍然不感興趣，或許，我很貪心、很貪心，渴求太理想化的情境，一個眼神、一個微笑就能心領神會的美好。

※以病為師：就算形單影隻，總有一個人在我們心裡揮去寂寥。

## 不平凡的旅程

**二〇一七年九月四日（一）**

今天比較早到療養院，便在大廳裡靜靜坐一會兒，享受可以全心全意發愣而不需要在乎別人眼光或者害怕別人擔憂的時光。腦袋瓜裡好像一點一滴地運轉，試圖將雜亂馳騁的心思理出頭緒，又好像什麼也沒想、什麼也不在乎。

突然，一位頂著捲短頭髮的大女孩在我身邊坐了下來，我嚇了一跳，全身開始緊繃起來，不喜歡與人太過靠近的我，挑選座位時刻意選了一張獨立的木椅，沒想到這個姊姊竟然撲通坐在我身邊的桌子上（沒有仔細看其實看不出來是桌子）。這個姊姊坐下後立刻轉向我大聲道早，我打量著眼前的這個女孩，再三確認我倆素昧平生，還沒來得及做出反應，女孩便被年邁的父親喊了過去，讓她別吵我。沒多久，女孩的家人領完藥即將相偕離去，趁著家人忙著說話無心留意她，女孩站起身來、彎腰湊到我面前，再一次說道：「早！」我依然說不出話來，只是向她揮揮手。相互凝視數秒，我想，她的年紀是比我大一些的，甚至年長不少，是姊姊，但是，她的眼眸傾洩而出的是那樣涉世未深的清澈。她滿眼詫異地望著我，或許在她的純真世界裡，我才是不諳世事、不通情理的那群之一，或許對她而言，「早」才是回應問候唯一正確的解答。有口難言的我，只能悄悄目送她漸遠的身影。

後來，又有一位童顏鶴髮的婦人，等待抽血的時間，精神奕奕地與我說話，詢問我從何而來，說是與我似曾相識（我確定真沒見過啊！），還讚道我的長裙及帆布鞋，相較於她的熱情健談，我只簡單一兩字回應，完全招架不住她的精力充沛。我很努力地想要露出善意的微笑，卻還是僵硬得很，應該比哭還難看。這是第一回，在療養院裡被兩位陌生人「搭訕」。

暑假這兩個月，好多時候都在療養院裡度過，不論是擔任志工或者看診治療，都讓我看見許多不一樣的事情，這的確是趟不平凡的旅程。剛開始擔任志工時，父母時常擔憂我的安危，也許是傳播媒體的報導誤導，也許是多數人的刻板印象，但是，這段時間以來，遇見的患者就和常人一般（至少在門診是，病房就沒見過），甚至他們的世界比我們還要單純可愛。他們能以善良的心與我們相遇，我們是不是也能多一些接納和關懷呢？

---

第五次在療養院的心理治療，也是倒數第二次。

這次，網路連線運行順暢，沒多久便能開啟晤談紀錄。心理師讓我自己選擇，要唸給他聽或者讓他自己讀。我再一次愣住了，知道自己的文章大多長篇，要心理師自己閱讀確實費神，也明白若是能夠朗誦對我的幫助更大，可是，一旦想起幾個月前在學校諮商室由於類似情境而和學校心理師僵持了一小時，往事不堪回首，仍然感到為難和畏懼。朗讀長得彷彿沒有盡頭的文章，實在比可以決定講幾個字的說話困難得多，究竟，哪時候我才能做到這件一直都沒能做到的事呢？

猶豫了一會兒，我還是將筆電轉向心理師，有點羞赧地笑了，心裡倒是樂開懷，縱使不戰而降，連自己都尷尬難堪，卻頭一次「投降」還如此開心雀躍，「可以不說話」原來能讓我高興得像是快要飛起來一樣。心理師一邊讀，一邊問我不少問題，還告訴我許多相關的心理學知識。有一些事情我也沒想過，有一些想過但是沒有這樣統整。今天在跟往常不同間的會談室晤談，在心理師閱讀我的紀錄時，將會談室掃視了幾遍，就如同每次到了新的環境一樣，除了點頭、搖頭和偶爾的幾個字以外沒事可做的我，雙腳又開始躁動不安，踢來晃去，沒一刻安寧，興許如此，心理師見狀詢問是否由於他的閱覽而不自在，我連忙搖頭否認，低頭才發覺雙腿出賣了自己。話說回來，每次緊張或者焦慮，手上總得有東西把玩，否則便只能玩腳，這倒不是特例。

心理師說要把「接力棒」交還給學校心理師了。時間過得很快，即將開學返校，在療養院的六次治療也即將結束，為期不長，仍然感到不捨。第一次遇見臨床心理師，也是第一次遇見異性治療師，這段經驗很珍貴。感恩。

生病以後失去的能力雖然不少，卻沒有想像中還多，在心理師幫我整理歸納後，我發現前一陣子是自己把它想得過於巨大。認知功能下降，是讓人最難以接受的，也是最能明顯感覺到的，常常覺得自己笨到不可思議。「是不是要比別人花費更多時間才能達到這樣的成績？」心理師這樣一問，猶如當頭棒喝，沒想到我一直都在否認自己的努力。期末考時的狀態，準備考試彷彿以卵擊石，倒獲得許多幫助，室友找他們統計老師為我惡補，幾位科任老師也延長我的作答時間，我老是覺得有些成績並非靠自己得來的。一方面對於期末考大幅退步而扼腕愧疚，一方面又害怕還可以的總成績為人詬病，我很害怕同學知道自己擁有特殊待遇。大學後，不再像高中一樣為成績設定目標，相信盡力過後就算結果不盡人意，之後再修正、再把功夫扎實練好就好，可是，突如其來的身心狀況卻讓我自亂陣腳，完完全全無視自己的付出，在狹路中努力掙扎、求生存。

國中發生了許多事情，是目前生命中最雜亂紛擾的時期，記得的卻都是零碎的片段，遺忘的佔的比例多。心理師解釋道：「情緒太過強烈會干擾記憶的儲存。」他還跟我說，我在文章裡提及的「不經意迴避某些議題」是一句很重要的話，是所謂的防衛機轉，是在保護自己。以前，關於國中的回憶，每位治療師和老師幾乎都是和我處理自傷與家庭議題，今天從「人際當中的保護自己」切入時，腦海裡一閃而過的竟然是和同儕之間的相處，這是我從未仔細探討過的部分。回想起來，從小我就很不理解如何和同年紀的同學相處，直到國中這個問題才浮出檯面，儘管當時班上極為涵容與關懷行為異常的我，有幾位同學的背後中傷仍然帶給我不小的震撼；高中的班級格外友善和平，大家給予不少鼓舞與協助，縱然依舊無法與人親近，埋首於繁重課業根本無暇多慮。我明白自己的人際互動是有問題的，以前，以為是性情過於內向正經的緣故，隨著挫敗與日俱增，話少不願自我表達是一項，倔強卻又怯懦是另一項，我想，還有許多的因素，是自己怎麼也想不明白的盲點。

很感謝爸爸、媽媽，不但包容我的任性與病況，也盡己所能地去理解永遠想不明白的疾患，更是不辭辛勞地帶我到處求診治療。我承認自己有時仍然對於父母的不理解而黯然神傷，更多的是，感謝他們為我調整心態，接受五年前所不能接受的事物與不完美的我，我知道他們為我的食慾不振傷透腦筋；我明白他們憂心我的懶散乏力；我理解他們擔憂我的康復遙遙無期。認為只要多嘗試幾次就能突破不語、就能侃侃而談的爸爸，還是幫我添購選擇性緘默症的書籍；覺得只需仰賴意志力便可以擊敗抑鬱的媽媽，仍然鼓勵我、接送我到療養院接受治療。他們懷著矛盾、徬徨的心情，手裡仍然不停歇地揮舞紡錘，將對我有益的事情化為絲線，編織成柔軟的網，隨時承接住我的脆弱和無助。偶爾，我會問自己：「如果五年前便能夠得到現在這樣完善的治療，會不會更好？」這個問題，永遠不會有答案，可是，我並不哀怨或遺憾，一切都是那麼「剛好」，剛好的我能有一點背景知識去認識並選擇自己的治療；剛好的時間遇見剛好的人：我的家人、醫師、心理師、師長、朋友、同學、學長姊、工作坊成員，以及緣慳一面的護理師、社工師，甚至是未曾謀面的病友。天時、地利、人和。

**※以病為師：生病並不只是意味著失去，同時亦是收穫。一切都是最「剛好」的安排。**

〔補記〕

現今心理諮商／治療的學派取向、進行方式多元（例如：沙遊、音樂、心理劇、遊戲、園藝、舞蹈、催眠、家族、團體等），如此簡短的篇幅絕不足以呈現全貌，加上其私密性、個人化，本書相關內容僅供參考，提供初步認識。不論是否罹病，在需要找個人談談的時候，都可尋求心理師協助，釐清自己的思緒、探索內在自我。或許過程中會感到痛苦、覺得辛苦，可是未知的前方絕對值得企盼。

▲諮商那些事

# 西醫之外

## 沒有生病的病人

### 二〇一七年七月十五日（六）

早上，爸爸載著媽媽和我到鄰近縣市，去中醫診所就診。醫師問我：「最近身體哪裡不舒服？」我尷尬地笑著，在心中暗自思忖：「沒有不舒服啊。」主要是爸媽抱持姑且一試的態度，期待能夠嘗試另一種方式來幫助我。

由於關於精神科藥物的資料看多了，莫衷一是，這是一個很特殊的領域，實務上還沒有簡便的生理檢查能夠作為確診依據，藥物的種類和劑量因人而異，只能從長時間的嘗試錯誤中找到適合的，也有人說不知為何有效的精神藥物會讓身體的自癒能力下降以至於停藥之後容易造成慢性化。對於精神科漸漸感到質疑和不信任的我，決定給自己一次機會，或許是我的誤解也說不定，我總覺得西藥頭痛醫頭、腳痛醫腳，有些治標不治本，假如憂鬱和體質有關，還需得中藥調理。

醫師的處方是常用來醫治憂鬱、安神提氣的藥方（甘麥大棗湯、柴胡龍骨牡蠣）加上一些幫助睡眠和開胃的藥物，於是，西藥加中藥弄得三餐飯後和睡前都要服藥，有些哭笑不得，看似沒事，卻像是生了什麼大病一樣。

〔補記〕

與中醫系朋友談論精神疾患的治療，她的說法令人刻骨銘心：「中西醫殊途同歸，都是在將病人的身體調回平衡的狀態。」或許兩者的視角及長處不同，但同樣為了病人福祉努力。

## 非醫療

### 二〇一七年八月三十一日（四）

現代醫學如此進步，臺灣的健保制度使得醫療更為普及，然而，在尋求精神科協助的同時，民眾似乎未曾放棄非主流精神醫療的途徑，例如：中醫、民間信仰、各大宗教、瑜伽、不吃藥療法等，甚至還有各式各樣、無奇不有、聞所未聞的方式。有些有所依據和實徵療效，有些能帶來精神的寄託與慰藉。

世界上有太多超乎人類能力所及範圍之事，當未能操之在手，往往竭盡所能地企求，並非不理智或者迷信，而是尋求一種自我控制感，維護希望火苗的餘溫。

家裡三個孩子中，某個層面上最不需要令人操心、最被寄予厚望的我，成長過程中卻時常掀起驚滔駭浪，儘管表面上文靜乖巧，骨子裡的一股傲氣與敏感卻脆弱的心思倒是使我一路上跌跌撞撞，因此，被當成活馬醫是我這批死馬的家常便飯。

每當身心狀況欠佳，家人少不了求神問卜、算命問卦，之後便是喝符水、擦符水。小的時候，沒有什麼感覺，就只是依例行事，直到這次生病，涉及自身相關科系背景知識的衝突，才有所感。一開始，只覺荒謬及嗤之以鼻，不斷重複差不多的事情，內心煩躁不堪，難以接受這個年代仍將精神疾患與鬼神之說聯想在一塊兒。後來，我選擇遵從及尊重，事情因我而起，若是這些儀式能使家人稍稍心安，那又何妨？甚至，走個形式是我必盡的責任。相信本身就是一種力量，他們的相信可以帶給他們力量，而他們的愛能帶給我勇氣。還記得高中老師常告訴我們：「很多東西『表面效度』還是要做出來，如果沒有表面效度，又怎麼談實質？」現在，我好像又懂了多一點點。

鄰居近日舉行喪禮法事，媽媽讓我住在外婆家，我只想把握開學前能和家人朝夕相處的日子，直到今日，才在妹妹陪同之下，夜居外婆家中。昨天晚上的情景，我對媽媽感到一絲愧疚，我似乎有意、無意地挑戰媽媽的底線，或許是邏輯思考遲鈍而不斷追問不能回家的理由，又或許是潛意識中隱隱約約知道媽媽的心思而盡力求證，在我蠢蠢地咄咄逼人之下，媽媽再也無法耐心解釋，我的追問也終於逼迫她按捺不住地吼道：「就是鄰居一直在辦喪事，你才會變成這個樣子啦！」不是的。事件前因後果不對。在心裡，我為母親依舊無法接受這樣子的我而神傷，另一方面，也對於她壓下無法接受的矛盾還竭盡心力地幫助我、與我討論病況而感動。五年過去了，媽媽依然難以釋懷病懨懨的我，我卻不再如同十四歲般心碎埋怨，反倒感佩媽媽以母愛的溫度陪伴我走過無數年少輕狂的歲月。

姑姑一家幾年前，由於表哥生病的緣故，因緣際會下全家受洗於基督教，對於身為傳統婦女的奶奶不免震撼。但是，教會的支持及信仰的力量的確帶給姑姑一家莫大的助益，宗教的那盞明燈帶領著在風雨飄搖之際的徬徨心靈逆風翱翔，心理衛生尚未普及的社會裡，有一個地方能接納飽受異樣眼光的精神疾病患者，有一群人真心真意地歡迎患者與家屬，使得生命裡依然存有除了抗病以外的「生活」，是得來不易的平凡。

我不知道這些非醫療的管道實際運作得如何，卻深知「相信會帶來力量」，與其懷著「寧可信其有，而不可信其無」的心態，我寧願珍惜能夠接觸到的資源，縱使無法知悉這些東西的療效是否猶如為人宣稱那樣，我總覺得，自己能夠在生命困頓之際遇見許許多多的貴人，只有感恩再感恩。

**※以病為師：除了必須的求醫，可能帶來心篤志堅、內心安定的方法，嘗試看看也無妨。**

# 濃霧裡的微曦

## 二〇一九年十月二十四日（四）

上星期五醫師問診時，談到國中的事情，爸爸一副根本不知道我病了的樣子，先前我跟媽媽討論過七年前的病況，媽媽也是一樣的反應。那刻，我才知道當年他們真的沒知沒覺，並非故意漠視我的行為異常及情緒困擾，單純是認為我沒事、僅僅是胡鬧而已，不需要看兒心科。現今，理解我的情況後，他們都十分悔憾懊惱，沒能及時回應我的需求，延誤我的治療，其實，他們和我一樣，「要是那時候有做些什麼會不會好一點？」此一未解之謎都曾經在我們內心盤桓。

談論這段陰鬱歲月之時，情緒澈底被話題掀起滔天巨浪，高漲的憤怒及委屈，讓我的說話流暢，完全沒有平時的障礙，「屁」字都直接罵出來了。當下真的很想哭，那麼多年了，原來，潰瘍的傷口從未撫平。

多年後的今日，病魔再次纏身，所幸，有好多轉機悄悄降臨。

週六傍晚回家，爸爸難得拉著我到外頭散步，我也難得應允。癱軟的我只是走到哪坐到哪，直到看見三合院裡的貓兒，毛色混得漂亮，燦燦、飽滿的黃褐色，加上烏溜溜發亮的晶黑，當真討喜。我忍不住伸手想摸摸牠，平時浪跡天涯、四海為家的牠顯得格外警醒，只是維持一段距離，喵喵嗚嗚地要飯吃。小時候，家人總是不許我們跟牠們玩，多年後的今天，爸爸不僅沒有制止，還和我講述起這隻貓咪的故事，說是剛生產不久、依然育幼的母貓。晚霞餘暉、暮靄沉沉，爸爸望著我，露出老父親的慈愛笑容。

我到廚房裡挖了一口平常絕不會主動探手的魚，不識五穀的我不知那可是不便宜的鮭魚，自己吃一小口，餵牠一小口。對於我的撫觸，最初牠仍然戒慎恐懼，邊吞食、邊閃身，後來才漸漸接受、適應我的撫摸。滑順亮麗的毛髮覆蓋凹凸有致的背脊，瘦骨嶙峋惹人憐。那一瞬間，總算能夠明白所謂寵物治療、動物輔助療法何以有效，一者來自心靈慰藉，二者來自照顧牠們時多少也會照顧自己，如同食慾缺缺的我，餵食小貓的同時，自己也吃了點，晒了晒太陽。

如果有一天槁木死灰、萬念俱灰仍存有一絲希望；如果有一天世界是那麼讓人失望透頂卻餘有一點溫存；如果有一天黯淡濃霧裡還有一道微曦，那應該會是小嬰兒的笑容與毛小孩的依偎吧！最原始、最純粹、最乾淨的快樂、療癒及撫慰。

# 結語

自傷意念或行為是精神疾患者可能面臨的困境之一，或許也是大眾對於精神疾患的印象之一。對我來說，替自己的行為找理由無法理直氣壯，但是亦能感受到自己的失控不好掌握，所能做的就是盡全力將傷害降到最低，練習以其他適當的方法代替。在與生命拔河的過程中，試著探尋自己對「生命真諦與意義」的詮釋，算是意外的收穫吧。

「心病心藥醫」不完全對。精神疾患和生理、心理相互影響，**藥物和心理治療是相輔相成的**。藥物有助於生理穩定，為心理治療爭取時間及心力（如：認知功能順利運作，心理治療較有效率）；心理治療能夠幫助我們自我探索及覺察，處理藥物力所不及的生命課題。

心理諮商／**治療不是聊天，不是讀心，不是一味安慰、開導、給建議，而是陪你尋找屬於自己的答案，你才是自己人生的專家。無關乎生病，無關乎脆弱，無關乎大事或小事，而是認識自己、靠近自己的契機，發掘潛能也接納不完美的自己。不為你遮風擋雨，不為你披荊斬棘，而是陪你走一段人生路，和你一起長出力量及勇氣。**

非主流療癒方式，見仁見智。穩定尋求精神醫療體系治療的前提下，為自己多做些什麼並無不可。

重點不是什麼方式有效、什麼方式無效，而是過程中若能帶來一線曙光，那便足矣。

# 卷四

# 好想當地球人

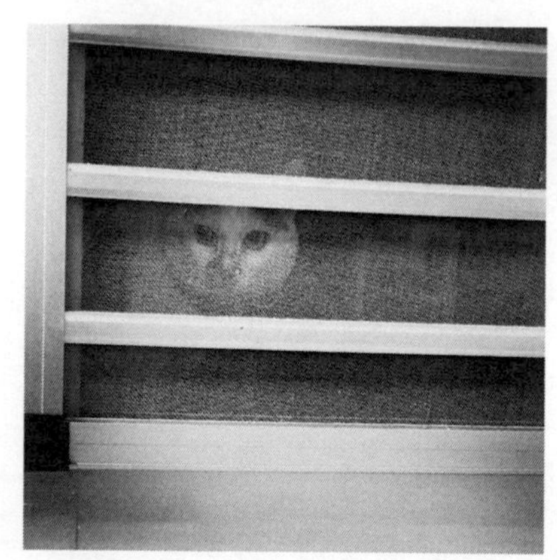

我總是不懂地球人的腦袋，
他們也覺得我的行徑詭異。
我好像不屬於這裡，
我的星球究竟在哪裡？
世界好大，不可能此生遍歷；
世界好小，容不下外星人游離。
在地球上的每個相遇，
悲歡離合都會在我的生命佔有一席之地。

# 和地球人相遇

## 累贅

**二〇一七年八月八日（二）**

今晚，媽媽說了一句話，猶然記得，國中時的某個早晨也是如此的。

對於我的頹靡，媽媽已經許久不曾大發雷霆。晚上我慵懶地趴在床上，媽媽疾言厲色地告訴我，必須得自己振作起來，她沒辦法像同事一樣，退休致力於照顧精神疾患的孩子。

在療養院當志工時，整理衡鑑報告感慨萬千，有許多成年子女仰賴老父、老母的照料，甚至有照顧者年邁即將進入生命的最後一段旅程，社工著手準備隨時將患者安置機構。

我不願意成為這樣的人，比任何人都還要害怕，也不允許自己這樣。身為家中長女，我期許自己能挑起多一些責任，不想變成家裡的累贅。

※以病為師：我希望給家人依靠，正如同家人希望給我依靠，深愛彼此的心是一樣的。

# 神經病

## 二〇一七年八月十日（四）

午後，依照L醫師的建議打打太極，恰巧期末時在學校體育課學過鄭子太極的前半段，於是便練了起來，這是目前的狀態裡，比較容易做到的運動。

弟弟看我比劃著，便脫口而出「神經病」三字，見我沒答話，便不斷重複。打完拳，我才耐著性子告訴他，這不是好的詞彙，不應衝著別人說。自尊心強的他，嘴硬著說沒聽明白，卻一時之間不敢再招惹我，我知道，他理解的。

事後，我有點後悔，是不是對年紀尚小的弟弟太過嚴厲了呢？儘管他從父母和我的對話得知我罹患憂鬱，這是他的聰穎敏銳，然而，我也明白這個年紀的小男孩並不能夠懂得這個疾患意味什麼。他只是一時口舌之快，並非刻意影射，但是，不知道為什麼，我仍然是對這個詞感到反感，尤其由最親愛的人口中吐出，那樣的難過彷彿胸口被撕裂一般。

許多人在朋友之間的相處，常以「神經病」三字嬉鬧，看似平常，不過，聽在真正的精神疾患者耳中，是那麼尖銳鋒利。神經科和精神科是不同的，各自有主治的病症，在口語中的神經病反倒多指精神疾患，帶有揶揄、歧視之意。這三個字，真的很殘忍。

寶貝啊，希望你能明白，世人形形色色，雖然說者無心，卻是聽者有意，這個世界很需要、很需要你的溫柔，帶著你的善良，給身處暗夜的人留一盞燈。

〔補記〕

爸爸經常會鼓勵我規律運動來改善疾病，即便知道許多研究支持這樣的說法，對我而言仍然是困難的，體力與驅力的薄弱，有時候下床也需一番掙扎。生病之後，最頻繁運動的時候反而是住院期間，我想，住處可以做的、有人陪著做的、自己可以決定時間和強度的運動，都能夠促進動機。

**※以病為師：善良是一種選擇，是理解個別差異的同時，依然心存待人接物的溫柔。**

## 刻板印象

**二〇一八年四月二十一日（六）**

由於頭痛欲裂加上心裡難受得很，請了四天假，昨日才回學校上一門課及回診。大概是收到心理師的信件（說明我近期狀況不佳，期中考試需要協助），過往未曾有正面接觸的老師走向我，「你的分數還可以啊！有及格啊！不用太擔心。我上課已經盡量教得很簡單了耶！有問題下課可以來找我或助教。」她說。如果我知道從何問起就好了。我知道自己的希望斷了，同那細絲般脆弱不堪一擊。某個層面上，至少在這門課中，她是最握有權力，最後一個能幫助我的人，可是她不會幫我，或者該說不會如我所期待的、需要的那種協助。

我想起不久前，系上另一門課程中，響起這樣的聲音：「重鬱症不可能坐在這裡乖乖上課；輕鬱症可能可以，但是考試會很爛。」嗯。是啦！聽見這段課程的我，實際上是透過同學的錄音檔補課，但是，班上那些同樣罹病卻盡力出席課程的同學，聽見這段話語情何以堪？是誰規定憂鬱症一定要考很差呢？DSM診斷標準可沒有這一項呀！

我們拼盡全力奮戰，並不能代表不需要協助。究竟到了什麼地步，世界才願意相信，我們真的不是無病呻吟呢？

〔補記〕

我們都習慣某類人、事、物就應該要有他們的「模樣」，與此相異者，就會受到粗糙的對待，然而，這些只是一個又一個樣本的平均值，符合平均是巧合，有所不同亦所在多有，沒有所謂非得不可。刻板印象讓我們快速認識事物的表面，卻時常錯失深層理解的機會。

※以病為師：於茫茫人海中奮力泅泳是因為不願意「失功能」，所以盡心盡力。

# 失衡

## 二〇一八年四月二十九日（日）

週五爸媽請假到學校陪我看診，也和醫師、社工及心理師談談我的近況。回家路上談天，父親一句無心的誤解，將我的回話激起火花，從爸媽的反應中，我才意識到自己的語氣實在違背本意，沒有惡意卻充滿攻擊性。

父母為我奔波勞碌，我卻像隻脫韁的野獸。情緒和表達方式的分離，就像系館旁的風鈴木和阿勃勒一般，稚嫩的粉與豔麗的黃，衝撞在一塊兒，使得整個畫面失衡。

這樣的失控感，著實令人不安與擔憂。

〔補記〕

當時，我沒料到自己的口氣過於激動叛逆，誤以為的玩笑話倒成了惡言相向，有時候覺得自己情緒管理能力差，不會好好地、精準地自我表達。加上衝動控制不佳，經常讓無心變成有意，其實，意識到的那一刻，連自己都很錯愕。我不是故意的。我沒有察覺自己的怒氣，真的沒有惡意，只是想和你玩而已。

※以病為師：表達愛的方式有很多種，但是我們可以選擇自己和他人都能感受到愛的一種。

## 媽媽的淚水

二〇一八年七月二十八（六）

昨天回診時，這是連續兩週，醫師與我核對生理狀況平穩，是這一年多來難能可貴的進展。醫師替我調高情緒穩定劑四分之一粒，始終如一地溫和仔細用藥，「心理治療、諮商要處理到創傷這塊，還是希望生理再穩定一點。」她說。如同六月底，醫師和心理師達成的共識，也是暑假的目標。

媽媽自從六月底我出院以來，便時時刻刻相隨，就算是到醫院回診，亦是不辭辛勞週週搭車陪我南下，一開始我很排斥，不希望能夠獨力完成的事情還增添媽媽的負擔，但是這段時間，漸漸接受這樣的模式，自私地全然擁有媽媽半天。一起共享午飯、一起邊笑邊跑上醫院接駁車、一起逛百貨公司、一起面對我焦慮難忍的突發狀況、一起分享每個當下……。我喜歡趴在媽媽背上嗅著她專屬的味道，喜歡純真無邪地傻笑、撒嬌。小二時就逼著自己長大，學習做妹妹、新生兒弟弟的姊姊，做好好學習、不讓人擔心的孩子，學會戴面具、學會報喜不報憂，和家人的距離越來越遠。弟弟越來越長大成熟，而我卻越來越小，今天媽媽是這樣說的。在青澀的歲月揣著超齡的成熟，在成熟的歲月裡懷著青澀的稚嫩，我的時區，未曾準時過。

晚間，父母、弟妹與我都在房裡，談及六月底我住院前後的事情，媽媽說的，有太多我不知道和遺忘的。住院前在急診那段時間，記憶幾乎全部不存在，驗血、驗尿、照X光、到處亂走……，這些我都不記得，雖然當時是醒的、有意識的，那些橋斷彷彿被刷洗消除了。而入院後，母親的處境是所有人不得而知的，在今天她才娓娓道出。我知道媽媽在最為繁忙的時候，將工作迅速交代完便全心照顧我，但我不曉得她一個人帶著迷迷糊糊、病懨懨的我在陌生的城市闖蕩，內心有多恐懼不安；我明白母親讓外婆請託民意代表幫忙，盡快安排原醫院的病床，但我未曾設想身為子女的媽媽也不願外婆憂心，卻為我豁出一切；我聽過媽媽講述當年為幼時病危的我守候哭泣，卻是今天才知曉二十年後，媽媽再一次由於我的病況落淚。對此，感到五味雜陳、為之動容，感謝母親為我付出那麼多；訝異於那個艱韌、總說「為母則強」的母親多次因我流淚；對於一事無成、反倒要家人操心的自己感到愧疚、哀傷、憤恨與不甘……。

媽媽的淚水，是溫柔、是堅強、是母愛的光輝。希望有一天，媽媽也能因為我而笑。

＊醫師邀請參與護理師的研究「躁鬱患者及家屬的疾病認知」，和母親同步填問卷時，我在想：「不知道媽媽是如何看待我的病況的呢？」

〔補記〕

爸媽都曾經表達過「沒有早一點發覺、理解我的困難」的遺憾，甚至有一點懊惱、自責的意味，聽他們這樣說，我有一點感動、有一點難過，感動他們願意理解、逐漸能夠理解，難過遲來五年的理解、難過自己讓爸媽煩憂。

練習與精神疾患共存的不只是患者，還有每一個在他們身邊的人，尤其是**照顧者的艱辛也需要被看見、協助**，所幸現在相關資源漸增（**日間病房、照顧者支持團體、照顧者專線等**），畢竟獨自承擔責任太過沉重。

**※以病為師：親情是一分的先天血緣加上九十九分的後天培育。**

# 一線之隔

## 二〇一七年九月六日（三）

昨天，有太多太多的驚喜，感動之情湧上雙眼，也溫暖了心。

昨日午後，到高中同學家作客，由於身體的狀況不好掌控，所以只待了一個半小時。萱萱媽媽為我們準備了親手製作的梅子酵素與蔥油餅，讓我們倆在客廳敘舊。絮絮叨叨，沒有習慣性的沉默不語，從身體健康聊到學業，從家庭聊到學校生活，許久不曾感受到的熟悉與親暱，就像一層保護罩一樣，阻絕了疾病帶來的紛擾。萱萱是高中時期最好的朋友兼戰友，一起為繁星計畫而努力，互相砥礪與扶持，只為了共享圓夢那刻的喜悅。畢業一年了，我們分隔兩地，儘管沒有達成最初的目標，依然各自為理想而奮鬥，殊不知我竟然從奔騰飛馳的列車忽墜，當所有人加速前進時，我卻背道而馳，自卑感使人陷入無地自容的沼澤中，無法動彈。萱萱非但沒有因此而輕視我，反倒給予強而有力的關懷及支持，當她說出「你這樣有辦法念書嗎？」的時候，我知道她聽懂我的處境，知道她能夠同理我的感受。「聽到你的狀況時，總覺得沒辦法放著不管，或許幫不上什麼忙，但是，就算只是單純聊聊，我還是認為應該要這麼做，謝謝妳願意跟我說。」萱萱對我說。

已經開學的妹妹，在放學後轉交兩本書籍給我，是我的高中導師特地拿到妹妹班級，說是要讓我閱讀的。手裡的兩本書籍《面對不完美的勇氣》、《每一天都是放手的練習》似乎道盡一切，不是太厚的書本承載的情意不薄，沉甸甸地塞滿了心頭。在我眼中，他就像陽光般照亮身邊的每個人，是所有人最有力的支柱。我記得他曾經教育過我們「家庭擺在第一位」，友情、愛情只能屈居其後。暑假時，知悉我生病的事情以後，老師立刻約談我，那天早晨，身為三位年幼子女（最小的只有一歲）的好父親，他卻沒有將他們攔在身邊赴約，我感到疑惑問及此事，他卻用那沉厚讓人安心的嗓音大義凜然地告訴我：「他們還有阿公、阿嬤可以靠啊！而你也許只有我能說啊！」當天與我詳談兩個鐘頭後，我以為我的感恩與感動已經達到極致，不能再多，誰料到昨天他的暖心舉動，讓原先的極致不再是極致。原來，一位老師的關愛與牽掛，可以做到「父愛如山」的地步。他的訊息是夜晚的星辰：「如果有需要，歡迎回來高中談談，這裡會是你最溫暖的家。我們一直都是你的正能量，讓你能量滿滿，請持續加油！」我忍住嚎啕大哭的衝動，眼簾卻早已朦朧。

這陣子，被即將開學的焦慮淹沒，每天總是在盤算哪時候再來個overdose，再醉生夢死一回。就在老師、同學的疼愛呵護下，多了一點勇敢前行的力量。許多事情，只有一線之隔，生與死也是。請相信，憂鬱或許消磨我們的心志，或許讓我們有傷害自己、尋死的念頭，但是，我們真的很愛、很愛這個世界，就如同你們一樣。我們不會輕易放開手中的那條絲線——與世界的牽連，當憂鬱吸吮我們的血淚，當憂鬱腐蝕我們的腦袋，儘管痛不欲生，看見你們的愛為我們散發溫煦的光芒，我們會願意再多撐一會兒，為了你們的溫情對世間多一分眷戀。

**※以病為師：請舉高手裡的那盞燈，好照亮那些不幸的人。請相信自己，你已經足夠努力。**

## 一病之間

**二〇一八年三月二十六日（一）**

上次因選緘工作坊而請事假，行政人員只是不停焦躁抱怨，核准請假是其他處室的工作內容，應當回歸而非由她代理。

這次生、心理不舒服請病假，為了所謂的「證明」啼笑皆非，沒有就診何來證明？不是什麼都可以用幾個字輕描淡寫的。看了心理師幫我寫的證明書，「心輔組的老師幫你開的證明啊？要記得把假單給科任老師看喔。這樣就可以了，掰掰。」她顯得小心翼翼而和緩。我苦笑。這次，我一個字都不需要說。

〔補記〕

放眼望去，請假單上的類別不外乎公假、事假、病假、喪假、生理假、產假等等，可是就是沒有「心理假」，精神疾患發作時，只能以病假處理，那樣的不舒服是沒辦法出席課堂，但又不至於非就診不可，造成無從取得請假證明的窘境，另一方面，請假事由也不好寫，我總不能寫「心情不好到全身無力下不了床」或者「自傷意念籠罩無法專心上課」吧？

**※以病為師：世人的想像不一樣，我們經驗到的世界也會因為彼此而不一樣。**

## 童話

**二〇一八年九月二十三日（日）**

醜小鴨永遠不會變成天鵝，灰姑娘也不會成為公主，就算穿著漂亮的禮服、像個洋娃娃一樣，仍然是個野孩子。童話裡都是騙人的。這幾天上學、放學途中，騎腳踏車都在想這些亂七八糟的。

英文有句諺語是這樣說的：「誠實為上策（Honesty is the best policy）。」在開學一週後，我發現自己對這句話的信念，澈底坍塌殆盡。更白話一點，三觀崩壞。

這是第一次系統上選到課還被老師拒收的情況，因為我第一時間坦白自己的口語表達困難。我得到各種神奇的回應：「你聽得見／聽得懂我說話嗎？」「你可以出聲嗎？」「要自己克服啊！」「你不說話我怎麼知道？」「這堂課每個人都一定要說話。」「那我拿麥克風給你說。」「不然讓你最後一個上台報告。」「這樣你以後要怎麼考教甄、當老師？」「你確定要修這堂課？要不要退選？」其實把這些套用在身體、生理病弱情境，就會明白這些話語究竟荒謬至如此地步。沒有人會要求視障朋友欣賞百花斑斕；沒有人會告訴不良於行者穿上球鞋就能健步如飛；沒有人會打碎一位失聰孩子的音樂夢。最終，我的學分數不到學校規定的基本盤。

我在想，和選緘相比，憂鬱、躁鬱、思覺失調等疾患，是不是更難以獲取支援呢？是不是更容易遭到誤解與攻擊呢？

我很努力想要做個好寶寶。我不想要再因為生病而遭人輕視拒絕。所以我忍。可是，越努力並沒有越加幸運，甚至越加倒楣。上週是最痛苦的時候，沒有人可以幫我，我很努力、很用力想盡一切辦法，該問的、該寫信的、該協調的，全部都做了，只是，沒有人可以幫我。很難過、很難過，對這個世界的死板與不友善感到失望，更恨無能的自己。

我想了很久，有兩條路可走，其一，繼續沉溺於病痛，被情感性疾患、選擇性緘默症折磨吞噬，做個病入膏肓的人，等待別人施捨的憐憫，乞求他人給予的恩惠，永永遠遠寄生於人，仰賴協助過活。其二，奮發振作，認清「能倚賴的只有自己」這個事實，練習為自己勇敢，替自己尋找一個最舒服的姿態活著，生活得有尊嚴一點，不必事事看人眼色。

其實，答案很明白，不是嗎？儘管這是一條荊棘遍佈的漫漫長路，我似乎沒有別的選擇。沒有了。

一路走來，漸漸發覺身邊有許多和自己相似的人，一樣在疾患中掙扎的人；一樣懷抱夢想的人；一樣勤勉向上、多方嘗試的人。但是，種種面向加總起來，只能是我，而非任何一個人，因為我就是我，如此而已。什麼都沾上邊，卻又成了不倫不類的四不像，欽羨妒忌地仰望同儕在夜空熠熠生輝。

不願乞求強者施予的最佳策略，就是讓自己強大起來。

## 只是不知道怎麼活

二〇一八年十一月二日（五）

不想東施效顰睡美人酣夢得良緣，只願安然長眠。清醒的手足無措，不如沉睡的淡定自若，我從來都不想死，只是不知道怎麼活。要怎麼活得出類拔萃？要怎樣能活得安樂康泰？要如何為自己而活、活得像自己？

生病以後，心緒敏感，對於自己和人們的一言一行的在乎猶勝過往，有時三言兩語就能弄得我火冒三丈、七竅生煙，慍怒餘溫伴隨的往往是黯然銷魂與槁木死灰。

在學校時有朋友、宿舍人員的天天查勤；在家有阿嬤的整日投食、父母的緊緊跟隨；在外有衛生所、療養院的例行電話追蹤，至多，只能說我是個病人，總歸不是囚犯，生活倒是彷彿身陷囹圄，比住院的時候還不自由、沒人權。另一方面，有些話是除了醫師、心理師之外問不得的——老是探問「你有沒有吃藥？」的言下之意，換而言之便是「你有病」，不管事情導因為何，總會有人流露「你的情緒、行為就等於疾病」的神情，而忽略了「每個人都有自己與眾不同之處」的事實。「不被信任」是使靈魂慢性死亡的毒藥。

沒有人喜歡被監視一舉一動，沒有人喜歡在被視為「人」之前被當作「病人」對待，那種感受就好像我是令人惶惶不安的危險人物。世人眼中的「自殺未遂」，其實不過是我們束手無策之下，竭盡全力努力活下去的方式，並非為了傷害自己的行為辯白，但是，可不可以在以刻板印象作評論前先停一停呢？請先聽聽我們的心聲，好嗎？如果可以好好活著，誰願意無端尋死覓活呢？

**※以病為師：世上的每個人都揣著不為人知的苦痛努力生存，我們能幫自己做的就是找一個舒服的姿態好好活著。**

# 自卑

## 二〇一七年十一月二十六日（日）

至今，關於生病，還是有些令人難以調適之處，不論如何勸慰自己放下，心底深處依然難以割捨，畢竟，有許多牽涉到核心價值觀。

我總覺得生病後的自己，低人一等，當同儕為各自理想而戰，我卻只能杵在原地，甚至不進反退。自卑的感覺日益增加，總有一種無顏見人的羞愧。**允許自己暫時停留所需要的勇氣超乎想像，也許是撥雲見日的那天看似遙遙無期，所以這樣的等待更加難耐**。

不再是好學生的我，就連提筆給高中老師寫信的勇氣也沒有；瀏覽到國中同學相聚的照片和師長留言，憶起今昔對比情景令人慨嘆、無地自容；每次服藥，總是想像室友對此已經厭倦。我什麼也不是。我很抱歉、很遺憾，無法還給爸媽一個乖巧、值得驕傲的女兒；無法還給弟妹一個友愛、好榜樣的姊姊；無法做阿嬤、外婆的好孫女。家人給我的愛，父母的養育之恩，何以為報？我總是問自己：「怎麼會把自己弄成這樣呢？」

〔補記〕

近年來，坊間出了不少關於阿德勒的書籍，自卑與超越因此更為人所知。在阿德勒學派中，自卑感促使個體追求優越感（超越），換而言之，意識到自己的不足可以幫助我們成為更好的自己，然而，當自卑感變成自卑情節，將自卑作為自我侷限的盾牌，誇大自身的脆弱及外在環境的強大，就不是件好事了。

**※以病為師：比較可以是砥礪琢磨，也可以是星火燎原。**

## 不完美小孩

**二〇一八年八月五日（日）**

今天是阿姨新家翻修落成的日子，整個家族老老少少同賀聚餐。我沒有去，賴著不去。一方面這兩天狀況不是很好，再來就是自慚形穢吧。表哥、表姊們全是菁英，不是臺大（且是難望其項背的電機、資訊類）、留美高材生，便是創業有成、見多識廣，反觀自己，非但一事無成，加之疾病纏身一年多未果，各種混亂行為丟人現眼，連學業本分即使拼盡全力仍然力不從心。這兩年高中同學相約，除了兩位摯友探病兼談天外，盡是避而不見。當初繁星1%，仍然由於順位和學測級分而失利，三年的努力似乎和其他人沒太大分別，可如今，同學們各自在自己領域閃耀，不論是實驗室、寫程式、交換生、國際實習、畢業分發等，都令人感到既替他們欣喜卻又欽羨不已。系上同學更是臥虎藏龍，雖然是學習的榜樣與動力，也是不小的壓力。只要想到自己的現況，便黯然神傷。

從小到大儘管挫折不斷，但是，在師長、同學眼裡，一直是表現優異的那群，對我而言，可以藉由後天勤能補拙的都不是事，不管他人認可與否，那是一種能夠掌握、有明確方向奮起直追的感覺，哪怕辛苦卻是幹勁十足。然而，自從身心出狀況以後，彷彿一切都變得那麼不可控，永遠無法預測生理、心理狀態會不會在臨門一腳之際擺我一道，也看不到疾患的盡頭或康復的曙光，原本能夠的成了不能夠，分不清究竟是自己病識感太差或是被誤認為頭殼破洞，那些感受循環吞噬著靈魂，遠比疾患本身更加跋扈張狂。原先縱使可以藉由一己之力使得各方面還算平均發展，可是，我一直找不到自己的天賦。沒有。我不知道自己會什麼。

我時常問自己，是不是自我侷限了？就算必須週週回診並且天天服藥、就算需要經常進行心理治療、就算身邊的人給予眾多限制，我是不是可以在這些外在環境的重重圍牆裡覓得縫隙向外生長呢？束縛住我的也許是習得性無助[16]的心吧。我很害怕，

[16] 長時間經歷「努力了卻無法改變結果」，而產生預期失敗的心態，缺乏嘗試的勇氣。

夢想的旅途會被迫停止，如果自己不能安頓好，於情、於理、於法、於倫理，都是不可行的。更恐懼的是，自己會因此對未來感到失望而撒手放棄夢想，到了那個地步，真的會不知如何是好，不明白生命方向。

一直告訴自己，這世界上為精神疾患所苦的人不少，長年罹病而自傷、自殺、休學、失業、住院、長年臥病在家的人絕對不會差我一個，可不可以不要趕流行？我有那麼多資源，有相關知識、有夢想、有許多幫助我的人，可不可以再努力、堅持一會兒？可不可以給自己一個有創意一點的結局？

〔補記〕

小時候的我們，面對長輩的教誨，我們經常有類似這樣的回嘴：「那個〇〇〇還不是一樣每天都打電動、沒在讀書。」他們常回應道：「要比好的、不要比不好的。」事實上，「社會比較」是缺乏客觀評斷標準時，透過與他人相較來了解、評價自己。在不同情境、不同訴求下，「比好的」、「比不好的」各有其功能，而非「只能比好的」。當我們追求進步、企盼卓越時，「向上比較」可以提供我們學習的楷模、成長的動力；當我們需要自信或者哀嘆自己的現況，「向下比較」可以讓我們意識到其實自己或自己的情況其實沒有那麼糟。

**※以病為師：就算是不完美小孩，也可以作夢，讓夢想發芽、茁壯。**

# 結語

「像我這樣孤單的人；
像我這樣傻的人；
像我這樣不甘平凡的人，
世界上有多少人？」

——毛不易〈像我這樣的人〉[17]

（為尊重前輩僅引用部分歌詞，在此向讀者推薦這首寫進心坎的好歌）

無價值感、罪惡感雖是憂鬱症狀，可是每個人的一生中都可能經歷這樣的感受，畢竟人們集體生活，比較難免。也許有朝一日，我也能夠學會轉向自己多一些。

家人、朋友、同學、師長、親戚、陌生人等人的反應，像一面鏡子，難免影響我們的自我概念以及對自身疾患的看法，儘管很難，還是可以幫自己篩選這些資訊。感謝人與人之間的牽繫交織成網，承接住向下墜落的靈魂。

[17]〈像我這樣的人〉收錄於專輯《平凡的一天》，演唱、作詞、作曲：毛不易，編曲：趙兆、宋濤，發行者：滾石。

# 卷五

# 不想停在這裡

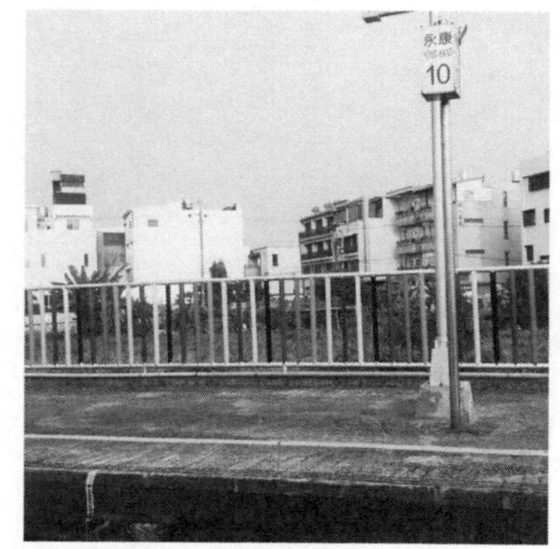


請給我一雙手，
讓我學會接受「幫助」；
請給我一盞燈，
讓我試著表達自己的「需要」；
請給我一顆溫暖的心，
讓我練習「接納」自己。
這段話語，
給世人，也給自己。

生病以前，
我是個全勤、成績不錯的學生；
生病以後，
我時常需要蹺課、請假返家、考試特殊調整。
曾經最忌諱的，
反而都成了轉機。

# 請給我一雙手

## 學習接受幫助

**二〇一七年五月二十五日（四）**

最近有點昏昏沉沉，剛剛下課時，差點又忘了把水壺帶走，幸好坐在一旁的學長及時發現，交還給我。感恩。

前幾天晤談完，低靡到了谷底，一個人坐在操場旁的看台上俯瞰，喜歡那一刻操場的寧靜，喜歡高處的遼闊，喜歡看著來來往往的火車從眼前經過。瑟縮著身體，一邊沉澱浮動的情緒，在那刻收到學姊的訊息，關於小團體心理位移作業的回應，我想起前幾次課程，偏偏自己狀況都不太好，學姊總是細心地發覺了，也悉心地照顧、幫助我，於是藉此機會致歉。學姊告訴我一句很深奧的話語：「**不用因為這個而道歉，但我還是接受你的歉意。**」很喜歡這段話語，剛開始不太懂，不過，後來想想，覺得是很深很深的同理、完完全全的接納，在那個低沉的時刻，這句溫暖的話語，帶給我莫大的安慰。

助人技巧課程，分組練習扮演個案時，吐露了生病這樁心事，一位學長告訴我能尋求大四學長姊、系上教授的協助獲取藥物相關資訊，另一位學長自己狀況不是太好，卻積極、熱心地給予同理、協助，分享經驗、幫助我調適心態，他說了一句話，我很訝異，也蕩漾在腦海裡許久：「你需要任何幫助跟我說好不好？有個人盯著會好一點。」我不知道，需要多大的心胸，才能夠說出這樣的話語，之前的交集並不是特別多，況且他也有自己的議題。儘管明白，把痛苦拿來比較是很低劣的行為，不過，我知道，他的苦痛，是我無法想像的。

經過和老師討論，我向課後演練的個案提出提早一次晤談結案，老師告訴我，覺察自己的狀況、彈性調整也是必要的倫理。我不是一個好的助人者，也不夠負責，權衡許久，知道自己無法再負荷，不得不做出這樣的抉擇。只和個案說明身體有點狀況，很感謝他能夠諒解，他說有發現我氣色不好。有點愧咎，終究還是影響到晤談了，縱使我盡力了。

心理師和我信件往返好幾回，包含與醫師聯繫事宜，以及由於連假下週晤談時段的調整。下週她有兩天出差，另一天五、六個晤談個案，依然擔心我的狀況、願意撥時間給我，我怎麼忍心？「我盡量不需要。」我說。她讓我依照自己內在的需求決定，不要勉強。很感恩、很感恩。今天突然閃過，為什麼晤談總是不說話，面對一位這樣關心我的人，這對她而言，並不公平，今天才突然明白一個可能性，正因為她的關心和專注傾聽，我好像不習慣自己的話語被如此重視，我嘲笑自己喜歡被虐的傾向。

和爸媽提到，工作坊講師讓我再去看一次醫生，我爸的話有點打醒我：「為何要你去看？」對啊，為什麼？有時候仔細想想，自己好像也沒怎樣啊，那我到底最近在搞什麼飛機？我甚至嘲謔地改寫了一句話：當你想要裝病，全世界都會聯合起來幫助你裝病。感受是真實的，甚至身邊的人也隱隱約約感覺到我的不尋常，不過有沒有需要看診吃藥倒是一個很尷尬的處境。是真是假，我自己都分不清楚了。也許根本沒有低靡這回事；也許根本沒有自傷意念；也許沒有身體不適，都是我想像出來的。我想念我自己。

有點混亂的思緒和狀況，卻漸漸學會了一件事情：**不想造成別人的困擾而拒人千里之外，也是造成別人更大的困擾，阻隔了他人可以靠近或協助的可能性**。或許，我還是不希望自己的狀況成為壓在別人肩頭的重量，不過，學習接受幫助、學習開口求助，是這週學到的一件很重要的事情。

**※以病為師：面對愛我的人，我的不好意思是最該感到不好意思的事情。**

### 心理小學堂五　心理位移書寫

在書中，某些日記內容，雖然說的還是「我」的故事、「我」的生活，但是，我以「你」為主詞進行書寫，就有點類似心理位移的概念。

心理位移由金樹人教授提出，簡單來說，即為「改變書寫位格」，從第一人稱的「我」↓第二人稱「你」↓第三人稱「他」↓回到第一人稱「我」，以不同主詞書寫相同事情，但不要用同樣的文字複製貼上，慢慢去感受用字遣詞、感受及心態的變化。雖然「我」、「你」、「他」實際上都是自己，可是在過程中，我感覺起來「我」更像寫日記；「你」更像朋友談天；「他」更像說一個故事、寫一篇小說，不同位格的變化，讓我們與情緒、事件的距離改變，往後退一點，用多一點點的客觀看待事情，長出多一些自我覺察，療癒就是這樣產生的。詳情請參考心諮所學生晨心的分享。

**心理位移**

# 不忍人

## 二〇一八年五月五日（六）

記得上學期中國哲學概論課堂中，老師時常提到「不忍人之心」，他告訴我們：「吃素不為什麼，只是對動物的惻隱、憐憫。」。

自身難保的我，每次在Instagram、Facebook讀到病友的故事，心裡還是挺難受的，不能說是可以感同身受，但是即使未曾謀面，還是祈願大家一切都好，好希望自己有一天真的能做些什麼。聽見別人的苦痛，總覺得自己的遭遇微不足道，似乎沒有顧影自憐的理由，也就不自覺對自己嚴苛起來，而我明白，要是能多給自己一些同理心與不忍人之心，那就好了。

〔補記〕

不能上課時，經常在心輔組昏睡、讀書，心理師將我的「邊打盹兒、邊寫作業」全看在眼裡，總是心疼我面對困境依然堅持不懈。我卻覺得自己的病況、處境沒有很多人嚴峻，資源、支持系統比很多人充裕，我怎麼有資格停歇、懈怠呢？一路走來，慢慢才能接受心理師、朋友們給予的正向回饋——是啊！**即使如此波濤洶湧，可能無**

數風帆早已殘破翻覆，可是，我還在努力，真的很努力、很努力。我想給這麼努力的自己一個擁抱。

※以病為師：縱使別人的際遇惹人憐愛，也別忘記心疼歷盡滄桑依然努力的自己。

## 只要你安全快樂

二〇一八年五月二十四日（四）

為了今天的期中考試，焦慮早已燃燒了幾週，燒得我撞頭瘀青。

今早諮商時，我哭鬧著不願考試，害怕面對認知功能幾乎無法運作的自己。「那就不要考啊！」聽見心理師這麼說讓我感到錯愕。「只要你安全、快樂，好好吃點東西、按時定量服藥，能夠安頓自己，不論你的決定是什麼，我都會支持你。」她說。

其實，我知道自己不想放棄，不想放棄準備這次考試的心力；不想放棄爭取到可以在系辦應試的權利；不想放棄堅持下去的勇氣。

心理師答允帶我到系辦，一路上她逗得我笑不停，直到系辦門口，我的淚水才忍不住滑落臉龐，她耐心等候我和緩情緒，告訴我最困難的事情是前往試場，現在已經走過來了，只需要完成作答就好，剩下的事情之後再說。在她的溫暖陪伴下，我終於度過此次考試。

**「就如同你用『以病為師』書寫，疾患的痛苦與不堪確實在教你一些事情，這些素材是系上怎麼樣也沒辦法給你的。」**心理師是這樣說的。

「只要你安全快樂」是最真摯的祝福。

〔補記〕

「當我必須像個完美的小孩，滿足所有人的期待，你卻不講你的願望，怕增添我肩上重量。」這首〈不完美小孩〉[18]，歌詞字字道入心坎，人生在世，有許多身分，理所當然有相應被期待的模樣，每個人都有形、無形帶給我這類的壓力，只有心理師什麼都不求，「快樂」是給我的祈願，卻不否定「不快樂」可能性，接納我的一切，陪我經歷所有的晴雨。

**※以病為師：什麼是都是次要，好好照顧自己、讓自己平安健康，才有機會追夢、築夢。**

18 〈不完美小孩〉收錄於同名專輯，演唱：TFBOYS，作曲：顏小健，作詞：藍小邪，發行者：時代峰峻。

# 房間

## 二〇一八年六月七日（四）

這幾天狀況不太好，思緒雜亂、難以安坐，偶爾腦海理會浮現一些無厘頭的字句，像小說、像劇本，另一方面，恍神的程度也可能將生命推上懸崖（不會閃避車輛、翻高樓的窗檯……），因而缺課增加，除了在宿舍，便往心輔組去。

幾天前的早晨是心理師會議，會議室旁便是我通常在此休息的等候區，基於隔音問題和保密原則，心理師讓我在沙遊室休息。這是第一次獨享整個房間，從小到大家裡一直沒有各自的空間，就連臥室大家都是直進直出、不敲門的。面對如此陌生的情境和感受，最初的我只是中規中矩地端坐在沙發上，隨著適應和熟悉感提升，開始坐在地板上安撫自己的心緒，後來忍不住玩起沙遊來，流沙滑過指尖便是一種療癒。

會議結束後來看看我的心理師，對於兩年來一直不敢在她面前玩沙的我，竟然有這樣的舉動，她是情溢於表的又驚又喜，欣喜於我能夠以玩耍的方式好好陪伴自己、讓情緒有地方去。

當天其實是意外和困惑的，大家怎麼敢讓一直以來行為混亂的我單獨處於一室？對我而言，那是**全然的「信任」我不會刻意自傷、就算我真做了什麼依然「接納」、無條件尊重的「愛」**。我的淚水悄悄滑落，原來一間房間的意義可以如此深遠。

〔補記〕

病況如同翻雲覆雨般變化無常，生病的過程就是失控與失序，有許多不是自己能掌控的。那麼，能握有一點是一點，能抓取一些是一些，只為從疾病手中奪回演繹生命主導權，不至於遭到疾病反噬。**一個小小的選擇權，都象徵著控制感，足以帶給疾病生涯大大的改變。**

**※以病為師：用信任培土；用接納灌溉；用愛曝曬，長出一個好好的你和我。**

## 一無所有至少還有疾病

**二〇一八年十一月九日（五）**

閱覽教育部國語辭典：「疾」，病、痛苦；「病」，不健康、短處、損害。疾病，好像是苦難與缺陷。生病的我，好像是破掉、壞掉的布偶。「我不知道自己的天賦是什麼，原來，兩個世界都沒有我可以容身的地方，我不知道自己的未來在哪裡。我想，我現在唯一能做的，就是為自己再勇敢一次。」暑假熱播的《你的孩子不是你的孩子》最後一單元〈必須過動〉中，若娃是這樣說的。在影集中，罹患「過動症」

等疾病的孩子被定義為「瑕疵胚胎」遭受活生生地「銷毀」，如果過動症是瑕疵，那麼，憂鬱症、躁鬱症是不是一樣呢？加諸創傷反應、恐慌襲擊、選擇性緘默等症狀集於一身的我，會不會完完全全就是個失敗品？抑或，從達爾文演化論的觀點來看，那個被天擇淘汰的「不適者」，會不會就是我？

初病之際，似乎是不斷失去再失去的哀傷，僅僅握有的枝微末節是掌中的流沙，一點一滴遺落的美好，抓也抓不住，直到一無所有就麻痺、就不那麼在乎了。世界上總有許多蒼白的安慰，是友善，卻寧缺勿濫。他們說，憂鬱症成就了暢銷作家的字字珠璣；他們說，躁鬱症讓色彩在畫家的筆下綻放。可是，他們都沒說——不朽、蔡嘉佳、太宰治的文字錦心繡口、超凡脫俗，梵谷的星夜烜亮奪目、向日葵烈火燎原，他們的熠熠生輝是在廣大母群常態分配的鐘型曲線裡的離群值，只能仰望、欽羨、傾慕，不是人人可以企求的。我知道自己的平庸不會因病而亮眼，也提醒自己盡量不要因為他人的不凡而感到過於自卑，但是，我不斷自問：「究竟，除卻枯竭貧乏之外，我還剩下什麼？」

生病以前，學業是我的底線——不會打工、家教、跑活動、做實驗、接個案，那至少把本科系的專業科目好好讀一下總會吧？生病以後，我發現整個自打嘴巴，連看到同班同學都忘記人家名字、認不出來別人面孔的腦袋，到底怎麼看得懂、記得起來那些一個個「相見不相識」的英文字啦！畫畫、書法、樂器、看書、寫作都是我曾經熱愛也略有涉獵的領域，撇除看書、寫作需要大量認知功能這兩項不談，藥物的副作用顫動著手指，小肌肉不太協調，拿著東西一直掉、一直撿，另外三項也是說bye-bye。疾病沒有帶給我額外的天賦，還將我僅有的一點點能力一一收走，那，我還剩下什麼？某一天，腦海裡突然浮現一句話：「就算一無所有，我還有疾病啊！」

疾病不是只有症狀及診斷而已，還是獨一無二的瑰寶——它帶給我與眾不同的感官體驗、人生感悟，或許從普世價值而言，生病的我們什麼都沒有、什麼都不是，可是，**生病給我們機會允許自己放慢腳步；給我們更多時間和自己好好待在一起；給我們一顆溫柔的心待人接物，用謙卑的姿態對世界許諾一分良善。就算一無所有，我還有疾病，與其說是疾病，倒不如說是不屈不撓的自己。生命何其短暫，不論是明媚晴朗，或是陰翳滂沱，都有它的意義，我可能做不到走得瀟灑，但會走得燦爛多彩。**

病了的一年半，還真是走遍**Kubler-Ross的悲傷五階段：否認、憤怒、討價還價、沮喪、接受**，並非死士般無所畏懼地一路過關斬將，而是如同小老鼠那樣縮頭縮腦、戰戰兢兢，儘管狼狽不堪，仍然一步一步堅持往前走，停停走走，往前三步、退兩步也沒關係，載浮載沉卻依然掙扎著也是一種勇氣。放棄永遠是最容易的，然而，就像若娃所言，我們能做的就是為自己再勇敢一次。很努力、很努力活到現在的我們，其實真的很勇敢、很勇敢。

**※以病為師：其實我沒有自己想像中那麼脆弱，不向疾病投降是我的堅韌、倔強；其實我不是一無所有，不論什麼境地我都還有自己。**

# 路不轉，人轉

## 矛盾

### 二〇一八年一月九日（二）

期末了，再次與各科老師協商期末考試的處理。有的老師不願給予任何協助，期許我能勇敢面對；有的老師放寬標準至令人訝異的程度，不須在考試時當場完成、申論題能夠條列。心情很矛盾，難過認知功能喪失，也難受可以得到這麼多接納。當老師給予協助，便覺得不好意思、不知道哪時候病才能好起來；當老師拒絕，會有失落、有不平，卻也是自己尚未病入膏肓的證明。

〔補記〕

生病之後，記憶力、專注力、理解能力等認知功能退化很多，讀書、考試的難度加劇，時常認得每個單字，卻連結不成完整句意，宛如閱讀天書一般，更甚者讀過、劃記過好幾次的課本，有時竟如同初次閱覽般陌生。學校期中、期末考應試，通常事先與老師協調，延長作答時間、可以起身走動避免嗜睡、於系辦獨立考試。這樣的彈性，讓我得以順利完成考試。

**※以病為師：別人願意提供協助與否是他們的事情，我們願不願意為自己尋求資源就**

是我們的事了。

## 迴圈

### 二〇一八年三月二十三日（五）

在家靜養了兩天，喝了粥，拌著青菜和散蛋，簡單的菜餚蘊含濃厚的童年回憶與家鄉味，溫暖了心與胃。

今日清晨摸著黑，擁抱依然酣睡夢鄉的弟妹，令人眷戀、不忍撒手的溫柔。在微曦灑落的金黃相伴下，我步入南下月台。但願這次，我能夠勇敢。

上週回診時，加了一顆小小的抗焦慮劑，醫師說是讓我晚上放鬆好眠，免得白天昏昏沉沉。這週依舊整日昏迷，顯然沒有達成預期功效。剛開始藥物治療時，總是倔強背下每種藥物的學名、商品名、中文名，將仿單讀過一遍又一遍，直到換過許多藥物以後的今日，才不再那麼堅持。現在，新的處方、新的藥物，彷彿就是新的希望。

〔補記〕

精神科藥物很特別，**同樣的藥物在不同人身上的療效和副作用不同**，在服用前，沒有人知道效果如何、會出現哪些副作用，只有「可能」，沒有「一定」。自從和W醫師合作，我逐漸學會相信，相信醫師、相信自己，相信可以找出對自己最有利、副作用不影響生活的藥方，嘗試、調整、嘗試、調整，總有一天能擺脫循環。

**※以病為師：日常生活的反覆循環，帶給我們失落和麻痺，也是相信與希望。**

## 等待靈魂追上來

**二〇一八年五月九日（四）**

在教育學程課堂中，老師告訴我們這樣一個故事：有一個部落堅持傳統文化，縱然現在接待獵客，依然每二到三小時便停留休息，談天說笑、手舞足蹈。「軀體總是走得太快，所以需要停下來等靈魂追上來。」酋長說。

我們總是在心靈跌倒受傷時，急著站起來，忘記先幫自己止血、上藥，使得傷口一次次裂開，縱使逼迫自己在第一時間站起來，也會很快不支倒地，幾次下來，並沒有比較快、甚至慢得多。不論是疾病治療、創傷療癒，都需要給自己力量與時間。

〔補記〕

自從生病開始，便是一段又一段撐著、捱著的旅程。一下、二上、二下，都硬是拉扯、鞭策自己直到寒暑假，才能真正稍稍鬆口氣。學期間總是很用力、很粗魯地拖自己去上課，弄得自己痛不欲生，病情每況愈下。直到同樣罹患躁鬱症的學長勸導，讓我放自己一馬，在狀況不好的時候，既然課程聽不進去，倒不如做一些可以幫自己緩和不適的事情，養精蓄銳再前行。我一點一點練習放下請假或蹺課的罪疚感，在請同學幫忙錄音上課內容後，便暫且停下來，就算什麼都不做，只是癱在床上發呆也好，因為我知道，待到靈魂追上軀殼，我又是一尾活龍，又有精力繼續下去。

**※以病為師：給自己一些時間療傷，給自己一些時間站起來。**

# 拼湊日常

## 生命的有價與無價

### 二〇一七年九月二日（六）

常言道：「生命無價。」過去的我，由於家裡離市區有段距離，皆由父母陪同就診，我也從沒留意過醫療費用。直到這次生病，獨自前往學校附近醫院、診所看診，才有所感。再多的金錢的確不一定能換得生命，然而，若是經濟無法負荷，健康根本難以獲得保障。

雖然健保制度的推行使醫療費用與國外相較低廉，但是當重大疾病侵襲或者疾病慢性化，並非每個家庭都能負擔。以精神疾患來說，多數疾患的療程少則以月計算，多則數年甚至終生，長年累月，亦是一筆可觀的數目。過去，認為生病就醫是理所當然，現在想想，是視野太過狹隘。曾經於網路上的病友互助社團內，看過好幾則提及由於經濟因素影響看診的PO文，有的無法自食其力，家人給予的生活費用不足以看診；有的勉強工作籌措醫療費用，也只能斷斷續續地回診；有的變賣物品；有的乾脆放棄治療。

前一陣子，媽媽與爸爸提及保險問題憂心忡忡，明年即將年滿二十歲的我，他們考慮幫我額外投保，然而，這段時間以來，精神科就診紀錄逐漸增加，恐怕會被拒保。我不太明白，若是自殺不能理賠，那麼以有行為能力的精神疾患者而言，投保對於保險公司和其他投保人會有什麼影響嗎？是因為住院等醫療因素的緣故嗎？或者只因精神疾患很危險的刻板印象呢？我搜尋了相關資訊，能否投保，主要取決於各公司的合約及業務人員是否足夠專業，一般而言，思覺失調等「精神病」十之八九是會拒保的，憂鬱等「精神官能症」可以投保的機率較高（印象中現在醫療體系很少使用這個名詞了）。如果合約上寫的是「精神疾病」拒保，不論是精神病、精神官能症，全部免談，一竿子打翻一條船；如若合約上寫的是「精神病」拒保，那麼，憂鬱、睡眠障礙等精神官能症便可能過關了（應該不能合併精神症狀）。

政府也有關於醫療費用的相關措施，當初於療養院初診時，會由社工師進行「**精神科社會生活功能評估**」，除了像是諮商中的初談（但是社工師會和患者及家屬一同會談），了解就診緣由、家族病史等相關資訊外，亦會對於是否需要社會福利措施進行評估，若有經濟相關需求，社工師會盡力為患者爭取。然而，一般的診所就沒有社工師來做這項工作，大型的醫院亦是醫師知悉需要後，才會轉介社工師，如果沒有主動提起經濟困難或者涉及性侵、家暴等法律問題，並不是所有患者都會經過社工師之手，所以，對於相關資訊有所涉獵，才是保障自身權利的最佳方式，化被動為主動。

「**身心障礙手冊**」較為大眾所知，除了患者與照顧者的交通、門票、教育等費用減免外，還依障礙程度、經濟狀況有生活津貼等補助。聽說，不知哪時候開始，每五年需要重新鑑定，而非永久有效。另外，還有較少聽見的「**重大傷病卡**」也是慢性精神疾患者的福利，和身心障礙手冊獨立，亦需要經由醫師證明、相關單位審查，在傷病卡註記的科別看診時，只需負擔掛號費、自費項目，不需繳納部分負擔。據說，近年來，精神疾患的審查標準趨於嚴謹，一般情感性疾患越來越難通過審查，儘管由同一位醫師看診半年即可申請，然而，若非住院個幾次、看診個幾年或者合併精神症狀，是幾乎不會通過的。

生病以後，才知道疾病的背後有這麼多「眉眉角角」（臺語），儘管我沒有這些需求，但也才因此對這些瑣碎的事務感到好奇，以前從未留心過許許多多，原來，一個人要在這個世界生存，是那麼不易，原來，一個人除了生存還要活得健康有尊嚴，更是需要無數人付出心血。生命，是有價的，亦是無價的。

**※以病為師：生命的價值來自本身，卻也不得不透過有價的外物來彰顯它的無價。**

## 所謂「正常」

**二〇一八年三月一日（四）**

前幾天是變態心理學的第一次上課，老師簡單介紹了臨床心理學的歷史發展，包含「獵殺女巫」與「過去的精神病院（腳鐐手銬、上層階級的觀光景點）」，或許在同學耳裡只是無趣的遙遠歷史，卻聽得我十分揪心，眼眶含淚，不忍聽。不論是叫作「變態」、「異常」、「變異」、「非常態」都好，真正重要的是，如何創造更友善的環境，如何讓所有人都各得其所。或許你眼中的我並不正常，但也許從另一個角度看，你才是少數的那群，又何必築起一道藩籬呢？

＊現代精神醫學、心理學對於異常的觀點，除症狀及持續時間達診斷標準外，需造成個案或他人顯著生活困擾，才考慮疾病診斷。詳見心理小學堂一。

※以病為師：很多事都是相對的，沒有孰優孰劣，多數不等於真理，少數不意味問題。

## 存在本身就是美好

二〇一八年五月十一日（六）

「假如我因為這些經歷而更有同理心，那麼光是我的存在本身就可以對這個世界發揮那麼點不同的意義吧！那些在未知的未來可能與我有所交集的人們，或許我的同理或我的故事可以讓他覺得被聽懂，甚至願意試著相信，那就是很神奇的事情了！」

去年秋天，學姊是這麼對我說的。

今天偕同閨蜜回家過節，奔馳的列車上，她提起周遭不少depression的人，我們討論了一會兒。她問我會不會不想談這件事，我答道心理系的涵容氛圍讓學生們很開放地討論自身疾患而不羞怯。她謝謝我願意告訴她那麼多不曾設想的事情，我也表達感恩她願意理解，祈願世界上多一些善良如她的人們。

原來，這就是學姊所言的意義。**無關乎職業、年紀，無關乎樂觀與否，精神疾患是生理、心理和社會交互作用的產物，當憂鬱侵襲就是如此，任你say no也沒有用。**請帶著敞開的心胸，聆聽我們的心聲，你將發現憂鬱症和想像中的很不一樣。

〔補記〕

人探問生命的意義時，經常是遭遇重大事件，尋求自身價值的同義詞。「人活著是為了什麼？」也就意味著「我是有用的嗎？世界多／少了一個我是有差異的嗎？」有時候很矛盾，覺得缺了自己，世界仍舊運轉如常；有時候又認為自己的苟延殘喘造成社會負擔。究竟，自己之於世界是什麼樣的影響呢？不論我是什麼模樣，都有上天讓我存在的意義吧。

※以病為師：我的存在本身就有價值，我就是我，一個完完整整、獨一無二的我。

# 歸

## 二〇一八年九月十日（一）

星期五宿舍入住，不太平靜的一天，意料之中的情緒，出乎意料之外的愁緒。下午三點左右，父母因為需要返家載弟妹，便沒有陪我看完診就踏上回程。沒多久醫師叫號，醫師關心我的近況和開學準備情形，這是第一次淚落診間，以前總是好面子，咬著牙忍住不哭。看完診回宿舍洗過澡又回到醫院門診，我也不懂為什麼去，只知道盡己所能不要每個學期返校頭一天就出事。醫師、跟診人員連著夜診，都對於我反常的行為感到奇怪，跟診阿姨塞了面紙給我，和我談了一下子，醫師空檔亦問了幾句，我只是淚流不止。直到醫師下診勸我回去，我才離開，如若不走會給更多人添麻煩。搭上手扶梯後，忍不住嚎啕，已經沒有人可以幫我了，我只能勇敢一點，一直告訴自己勇敢、要勇敢。

在暗夜雨後校園裡徘徊許久，見到心輔組辦公室燈光，想上樓瞧瞧，卻找不到可以上樓、沒有被下鑰的通道，亦不敢再一次讓軍訓室教官手足無措（我也不敢、沒辦法跟他們說話），最終回到宿舍，那個現在最恐懼的地方，對我而言，兩位全新、素未謀面的室友，令我萌生徹夜不歸的念頭。腦海裡迴盪著醫師的話：「回宿舍吧！不然你就又退回家裡了。」何嘗不是如此？我知道不管做什麼決定，都一定會後悔，雖然現在悔斷腸，當初幹嘛不休學，明明自己的狀況難以獨自承擔這些，到底為何要逞強逞能？然而，當初決定繼續念下去，不就是明白自己閒置在家一定會後悔嗎？

今天早上還是忍不住輕微O.D.（藥物過量），把一週的藥都吞下肚，到教室之後，暈眩、嘔吐，只能趴在桌上休息，無力起身。心理師以為我只是單純焦慮引起生理症狀，我不敢向她坦白，這是焦慮與藥物過量交互作用的結果。

何處歸？繁花似錦，星光璀璨，卻找不到一處安心待。

**※以病為師：離鄉背井難免有漂泊無依、無處可歸之感，只要知道家在那，心就安，處處是歸鄉。**

### 心理小學堂六　決策平衡單

當「選擇困難症」發作時，決策平衡單是個很實用的小工具，可以幫忙釐清自己的想法，時常用於生涯抉擇之上。考慮因素、重要性（加權倍率），都是以每個人獨一無二的看法與感受為主，並非全然以社會標準定奪。以下範例。

| 考慮因素 | 重要性（倍率） | 事項 | | | |
|---|---|---|---|---|---|
| | | 出國旅遊 | | 國內打工換宿 | |
| | | 評分 | 加權後 | 評分 | 加權後 |
| 經濟 | 4 | 2 | 8 | 4 | 16 |
| 安全 | 5 | 2 | 10 | 3 | 15 |
| 見聞 | 3 | 4 | 12 | 3 | 9 |
| 語言學習 | 3 | 4 | 12 | 2 | 6 |
| 總分 | | 42 | | 46 | |
| 排序 | | 2 | | 1 | |

## 天性

**二〇一八年九月二十九日（六）**

開學三週，情緒比上學期穩定許多，說不上好也不算壞，就是焦慮莫名其妙變得很劇烈，嘴唇表皮每天撕到流血，仍然停不了，也有恐慌發作的情況。醫師開的備用藥是降血壓的心律錠，而非我以為的抗焦慮劑、抗鬱劑，說是對於某些人有效。

突然很想看海，於是來一趟說走就走的旅行。距離學校不是太遠，搭公車仍需一個多小時，以前的我絕對沒有這個力氣、也沒有勇氣擁有一次單獨的旅程。所有的過程都在考驗我的心智，也許對其他人很容易，對我而言卻是自我突破。這些迂迴曲折的歲月裡，儘管看似貧乏到一無所有，卻是一點一滴默默往前走，原來不知不覺中，自己已經有了一絲絲成長。生命就像這次旅行，有挫折、有欣喜，一切都會好的。

碧海無垠、海天一線，一片蔚藍著實安撫人心，這幾天風大，海風更是強勁，催促著我往浪裡走。行前，學姊和朋友都很擔心我的情況，怕我狀況不好會跳海或是不知不覺地走向海洋深處。海確實有一種魔力，會讓人不由自主地親近，可以孕育藍色憂愁，也能掃蕩抑鬱、讓人感到海闊天空。我是忍不住奔向潮水，但只是踏踏浪、摸摸沁涼海水，就像投入母親懷抱。我想，這是人類天性，從大自然裡誕生，終將回歸大自然中，回應造物者的召喚。

整日生活在都市叢林之中，仍然不習慣紛擾喧囂，偶爾出門踏青也好，**帶著一顆欣賞觀照的心，和自己待在一起，不需冀求美好永恆常駐，只需專注於當下的剎那靜好。**

**※以病為師：大自然是最純淨、最療癒的解藥。**

## 心理小學堂七　正念

正念的概念源於佛教，而卡巴金（Kabat-Zinn）博士將它帶到西方，創立了正念減壓法（Mindfulness-Based Stress Reduction,MBSR），對於正念的發展與推廣貢獻頗深，讓正念蔚為當代風潮。正念認知療法（Mindfulness-Based Cognitive Therapy, MBCT）、辯證行為治療（Dialectical Behavior Therapy, DBT）、接納與承諾治療（Acceptance and Commitment Therapy, ACT）都是以正念為基礎的心理治療方式，而其他各個領域也都有正念的應用，正念飲食、正念瑜伽、正念教育、正念分娩與育兒等等亦在其中。許多人會以為「正念」的意思就是「正向思考」，其實不然，如果要用幾個字粗略地摘要「正念」的話，我想，應該是「活在當下」及「接納」——去感受、覺察此時此刻而非過去或未來，並且不批判、如實地接納所覺知到的一切。

國立高雄科技大學諮輔組網頁有更完整、更詳細的正念相關知識與應用，包含自助方式（靜坐、呼吸、身體掃描等）。

▲國立高雄科技大學諮輔組網頁

# 自由

## 二〇一八年十月一日（一）

最近都有乖乖服藥，沒有多、沒有少，完全按照醫囑。開學那週的兩天輕躁傾向，使得醫師沒收了我只有半顆的助眠型抗鬱劑，有助眠效果的抗精神藥物多了一粒，前幾天還加上應對恐慌症狀的心律錠備用。整日昏昏沉沉，每天都睡不飽，精力倒是比以往增加。

這兩天那種突然想哭的感覺再次頻繁出現，如此熟悉的鬱症前兆，或許因此情緒變得敏感起來。今天接近正午時分，我正書寫、整理著文章，電腦突然黑屏，再來，滑鼠游標消失了、鍵盤燈光也熄滅，關機後的筆電無法重啟，亦無法充電，就好像睡美人童話故事中的公主，一觸紡緱便陷入長眠。

對我而言，失去日夜相伴的筆電，像是半個人的靈魂被掏空，聽起來有點誇大其詞，不過我的生活仰賴筆電的程度之深沉，此時總算心領神會。除了如同多數人遭遇類似情況會無法寫作業、看PPT，我習慣用電腦的心智圖做筆記，沒有自己整理的筆記明天實在不能夠應試，另一方面，許多對我而言意義非凡的創作亦淪陷其中，再者，筆電的文字轉語音軟體，堪稱我的第二張嘴與第二副聲帶，在學校某些情境裡甚至完全取代我的聲音。缺少筆電的輔助，生活大半重心都將停滯。

當時狀況有點委靡，差點忍不住衝動又重操舊業傷害自己，圖書館五樓的迴旋樓梯下，迷人的一樓地板召喚著我，十一天的藥物也引誘著我。幸得前室友安撫協助，儘管後來並未尋得她幫我搜尋的維修店家，卻在途中偶遇另外的電子賣場，讓筆電暫且起死回生。

以往我的學校生活範圍就是繞著學校一圈，從來沒有超過這道隱形的結界，絕對不會往外擴張半條街，這個世界對我而言危險的程度媲美原始叢林。這是我第一次獨自騎車到車站另一頭，再一次完成不可能的任務。長舒一口氣後，身心疲倦的我在心裡暗自祈禱：「但願我可以帶著自己一點一滴去經驗生活。」**這些小小的成功經驗，將會幫助我逐漸累積大大的勇氣**。

在這次的突發狀況下，我有兩個選擇，一個是直接投降、自我毀滅，另一個是鼓勵自己用智慧、理性解決問題。倫理學、哲學課中，老師都曾告訴我們：「自由就是能夠選擇。」自傷和送修都可以是我的選擇，在過程中，無疑全然自由，然而，同樣都是自由，我是不是能夠選擇代價較小、讓十年後的自己無悔的決定呢？怎麼樣才是真正的自由呢？是跟隨疾患而自由地以自傷緩解情緒？抑或自由地忍耐一時之痛、延宕克服困難的滿足呢？好像開始能明白，暑假在療養院看病時，醫師建議我的「**接納自己的自殺意念，延緩實際的行動**」。

我們總是渴望自由，擺脫家庭、人際、學業、工作、疾病等紅塵俗事的囹圄，隨心所欲、自在逍遙，那麼，我們是不是可以將自由選擇的權利還給自己呢？我不敢保證自己不會再用任何方式傷害自己，但是我知道自己有能力、有能量幫自己追求心目中的自由，我願意再多給自己一次機會。

**※以病為師：自由並非恣意妄為，而是知道自己有不同的選擇，然後幫自己挑一個真正對自己好的選擇。**

## 我，很可愛嗎？

二〇一八年十月十二日（五）

「生而為人，我很抱歉。」第一眼讀到這兩句話，便牢牢烙印在腦海裡了。說一句實話吧，也是很存在主義的話語——人生在世二十年，我活著是為了什麼？說的白話一點，我的存在是有價值的嗎？活到這把年紀，我，可愛嗎？

不知道其他大專院校的小考形式如何，我們學校老師特別喜歡使用IRS（即時反饋系統），題目投影在布幕上、按遙控器答題，對於認知功能大幅退化、尚未復原的我而言，自然是無法跟上全班的答題速度，加上焦慮齧咬、吞食我的大腦，腦筋一片空白，就連讀題亦是難如登天，考了三次，兩回壓線、一回赤字，任憑我多希望康復、多渴望擺脫特殊評量方式，也不敢再「鐵齒」，只能請心理師和系辦協助與任課老師們商量我的處遇。最後的結果是小考不計分，總成績以三次大考平均，並延長一小時作答時間於系辦獨立應試。

雖然與我想像中的有點不同，卻是無可挑剔。我寫信跟老師道謝，並表達希望可以在每次試後找助教看考題、訂正弄懂的求知態度，畢竟連老師考了什麼都不知道也太誇張、太隨便，分數是一回事，我更在乎的是自我要求。老師欣然同意，並肯定、鼓勵我積極樂觀的態度，於是今天早上和助教進行頭一次教學，儘管我無法言語，助教依然不厭其煩地等待我讀題、翻課本筆記，還悉心為我解惑。事後，我寫信感謝助教陪伴、指導，還附上小小的O.S.：「助教的聲音很好聽。」傍晚助教回信：「你真是太可愛啦！你很努力，要繼續保持下去喔！」

望著這封信，我愣了半晌才揚起嘴角。有多久，沒有人對我說過這句話了呢？

這個可愛，不是洋娃娃、小狗狗、小嬰兒的那種令人醉心、忘我尖叫的相貌，而是打從心底的喜歡「你」，某一部分打動他的「你」，享受與「你」相處的美好時光。或許，那不一定是世人定義的語言，而是一個深情的眼神、會心的微笑，他什麼都沒說，可是你就是知道。這個可愛是國中老師帶著拒學的我在辦公室跟她一起午睡、去超市逛逛；是大學徐老師摟著我的微笑寵溺；是高中幾位任課老師的視如己出、心疼滿眼。

可愛、可愛，說的是「我也可以被愛」，原來，**我不是空無一物的，我不是稀**

**薄的空氣、不是渺小的一粒塵埃，我是確確實實在這裡的，不論我如何妄自菲薄，都無法否認自己的存在、被愛的溫暖**。他們疼愛的神情刻骨銘心，讓我知道自己的純真爛漫是可以被接受的，而那可能就是我的優點、吸引人的特點。謝謝每一位給我「可愛」的人，謝謝生命中喜歡我的人，儘管我還沒學會怎麼喜歡自己，這些「可愛」都會帶著我走下去，等待一陣強而有力的順風，陪我朝向「自愛」的蒼穹翱翔。

我，很可愛嗎？我不知道，可是我很幸福。但願我的故事也能讓你想起自己的可愛，可愛的你。

**※以病為師：有時候，你比自己知道的還要好；有時候，你擁有的比想像中還要多。**

### 心理小學堂八　周哈里窗

周哈里窗是大家很容易接觸到的概念。曾經和學姊玩起一個遊戲，以匿名表單蒐集周遭的人對自己的看法，並與自己認知中的自我概念、特質相互比較，整理出屬於自己的周哈里窗。是個能夠更認識自己的有趣小遊戲。透過適度的自我揭露、他人反饋，讓開放我的面積增加，有助於和他人建立人際關係。

| 我覺得自己…… | 周遭的人覺得我…… |
| --- | --- |
| 害羞、安靜、認真、脆弱、堅持、依賴、不安全感、害怕與人互動 | 安靜、自律、有點邊緣人、有自己的堅持和跟原則、努力以緩慢速度改變自己、害羞、認真、偶爾會迸出勁爆的話、呆呆的、勇敢、善良、不自信 |

| | 自己知道 | 自己未知 |
| --- | --- | --- |
| 他人知道 | **開放我**<br>害羞、安靜、認真、有堅持和原則、邊緣或害怕與人互動 | **盲目我**<br>自律、努力以緩慢速度改變自己、偶爾會迸出勁爆的話、呆呆的、勇敢、善良、不自信 |
| 他人未知 | **隱藏我**<br>脆弱、依賴、不安全感 | **未知我**<br>等待未來發掘 |

# 我們都忘記自己也會長大

## 二〇一八年十一月四日（日）

「就算我們不在你身邊，我們與你之間的連結不會突然不見、斷掉了，一直、一直都會在那裡。」那天，心理師情真意切地凝望著我。這段話語輕輕柔柔地承接住被我緊藏於內心深處的恐懼，淚水在眼眶裡打轉尚未落下，口罩背後的嘴早已嚎啕，像個摔傷的孩子一般，未必是傷口疼得忍不住放聲大哭，而是一個溫暖的擁抱把心融化。

當煩惱越來越多，笑容越來越少，我們已經慢慢長大了。現在的我們，雖然外表大了一些些，但是裡面還住在一個很小很小的孩子，仍然有很多很多小小、單純的願望，好想、好想要無條件的原諒與愛。每每追憶過往時光，人生在世二十載，總覺得自己已經駐足於歲月洪流良久，不進則退。猶記年少無知時，總以師長所思所想為念，海綿似地大口大口吸收所謂「大人思想」的精華液，比起同齡孩子執著於稚子獨有的愛恨嗔癡，我早早具備成人世界推崇的寬厚忍讓，用更高的視野俯瞰紅塵俗事，誤以為心智早熟，殊不知自己只是以師長為天，他們願意讓我看到的天，僅僅是桃花源裡的天，是戴著世俗社會化面具的天，是理想的天而非真實的天，沒有意識到自己以管窺天之一隅，卻又一點一滴跌進現實，世界的全貌令人傷痕累累。長大後的我，喪失了幼時的善解人意，翅膀開展，欲以一己之力御風而上，思想便開始無所依傍、搖搖欲墜。我很害怕。

「想像一下，我會跟你說什麼？」心理師緩緩說道。以前，我是憑藉著自己這種形式的想像，走過年少青澀的蜿蜒曲折，想像最疼愛我的老師們就在我身邊，想像他們溫柔地對我說些什麼，以此撫慰家庭、學校帶來的傷痛。現在的我，也能想像心理師的智慧箴言嗎？心理師的話語很不一樣，沒有師長的期待，而是給我做自己的勇氣和力量。

有時候，我會想，能不能放自己一馬？可不可以不要揹負那麼多「別人的期待」？又或者，在這之中，是不是能夠找到自己的期待呢？曾經聽過一個發人深省的故事——小象的腿為繩索所縛、無法脫困，等到長成龐然大物之際，仍然因為長年累月的**習得性無助**而自限於細繩。我們跟小象好像，都忘記自己也會長大，小時候沒有力量，只能依靠別人、順從外力，現在年紀大了一點點，力量也長大了一點點，也許，可以慢慢長出自己的思想與冀望。愛是火苗，原諒是炭。我可能沒有普世價值喜歡的正向陽光笑容、超群優異表現，可能因此得不到別人的原諒與愛，不過，如果我願意深深擁抱心中那個小小孩，給自己火苗與炭，應該也能燃起溫暖及希望吧。

「是不是可以給我們這些『大人』機會，相信我們願意等你呢？」真摯的光芒在心理師眼眸深處綻放。會的。我會的。我會耐心陪伴心裡的小女孩好好長大，長成自己喜歡的模樣。我會等自己，也謝謝你們願意等我。我相信。

**※以病為師：長大後的我們都有能力好好愛自己、愛內在的小小孩。**

# 結語

病後的生活有許多需要適應和調整的，或許做法可能是過去不能接受的，可是相同的行為卻對於生病後的自己產生不一樣的涵意，甚至成為助力。每個情境之下的行為，都可能有不同的詮釋。

也許是社會文化的影響，有很多時候，給自己幫助及接納比給別人難，反而是生病的失功能推著我學會接受他人幫助、滿足自己的需要、接納自己的不足。絕處，逢生。

生命裡的每件事情都有意義，即使是毫不起眼的小事，都彌足珍貴。每一塊拼圖都會成就美麗的圖片；每一個音符都將譜成曼妙的樂章；每一個文字都會成為動人的文章；每一天的晴雨都會成為生命的滋養。

# 卷六

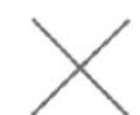

# 我在玻璃瓶中的日子

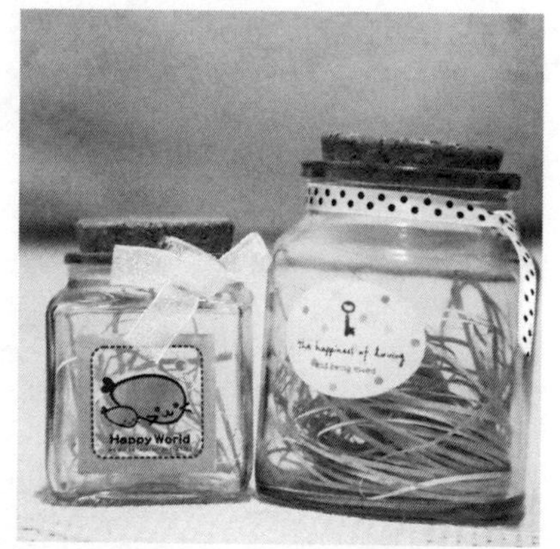


住院的原因可能千百種，
或許是急性發作；
或許是調整藥物；
或許是抽離靜養⋯⋯。
溯其根本，皆為保命。

凡走過必留痕跡，
看似窮途末路的旅程，
實際上絕非空手而回。

# 住院

## 療養院

〔Before〕

那是一個週五午後，我翻上窗檯、雙腳垂於牆外，心理師恰巧經過發覺，以往類似情景，我便立刻像個犯錯卻被逮個正著的孩子，趕緊翻回樓內、笑著隨她回到心輔組辦公室。但是那次，我只是抿嘴望著她，她嚴肅地要求我從窗檯下來，我卻冷冷地徑直坐著，身體向外傾，心裡盤算是否躍到外面的平臺（屋頂）。並沒有輕生的意味，眼神倒是迷離得彷彿換了一個人，心理師和其他同事趕緊將我架下來，我死死地扣住窗沿掙扎，待一絲羞恥閃過——這樣鬧騰很難看，才終於鬆手就範。

當天門診被醫師扣留在急診，當時醫院沒有病房，只好將就觀察一晚，這回沒有吞藥卻還是失憶一段時間，只記得跑來跑去坐不住、躺不住，大家跟著、攔著、怕我傷害自己，卻使得我更加急躁，急診醫師另外給藥才入眠了，至於檢查過程我一點印象也沒有，就是迷迷茫茫、橫衝直撞。在急診室待了一晚，隔天仍然沒有病房，只好先轉診到附近的療養院（非暑假治療那間）住院。

**Day 1**

**〔日記〕二〇一八年六月二十三日（六）**

搭乘救護車轉入療養院急性病房，原先對於住院泰然處之的我，看見病房的環境亂糟糟，心生反感想逃，在爸媽的安撫下才願意接受，在護理師的半哄半拐下，完成簡式健康量表（BSRS）入院評估。

家人在我洗過澡以後便離開，情緒難平的我主動要求在保護室靜一靜，只是當時保護室正在清潔一位病人失禁，護理師便讓我待在會客室看書。

九點一到，護理師收走文具、給藥，其他病人排隊服藥完熄燈休息，我在會客室裡和護理師僵持不下，沒辦法在她面前服藥加上沒筆念書，於是咬傷手腕、淚流不止，住院醫師知情後，將空間留給我獨自服藥。新加上的安眠藥以及鬧騰了兩天，我很快地在會客室睡著。

**Day 2**

**〔日記〕二〇一八年六月二十四日（日）**

昨天傍晚入住，連書也沒讀幾字，筆便被收回，壓根兒來不及寫些什麼，哭了一夜，一者是對於病房的真實感不再是所謂課本或科普文章的2D世界，二來，這學期開始能夠多少說些什麼已經是很大的進展，但是，在別人的目光下，仍然動彈不得。直到在會客室睡著，護理師才帶我回房。

病房的日子十分平淡，有一部分是原先知曉的，有一部分是意料之外的。幾乎整天坐在窗畔，有一搭、沒一搭地讀著變態心理學和認知心理學的期末考，望著窗外的真實世界、光影變化。也許是藥物的緣故，早上昏沉的程度是看幾個字及昏迷重複循環，偶爾，頭碰碰牆，將靈魂喚醒，將情緒驅離。三餐及早晚服藥是最痛苦的時候，這是第一次真正意義上的完全沒有進食吧！昨晚，儘管明白盯藥是護理師的職責，我仍然做不到，不是不願意，而是真的沒辦法，不論服藥或吃飯被注視的眼光。我也不知道為什麼，不想吃、也不餓。

我在想，這樣的環境適合自己嗎？心如止水卻迫切渴望離開，right away。

每天數不清次數的查房，衛浴、門窗的特殊處理，文具、髮夾、吹風機的使用時間管制等，幾乎沒辦法做出傷害自己的舉動。

## Day 3

### 〔日記〕二〇一八年六月二十五日（一）

一早便焦躁不已，生悶氣的壞習慣又使了上來，或許是與想像中的積極治療差距甚遠吧！一團病人簇擁著著醫師，根本無法與醫師談談病況，憤怒到想摔東西，斃了自己。

後來見到護理長、社工師及學姊在此工作的姑姑，表達自己所需之後，感覺好多了。最高興的莫過於學姊的來訪，一見面便擁著學姊將所有委屈宣洩而出。學姊替我帶來小水瓢，還說再託姑姑帶小說讓我讀。

早上和心理師通了電話，淚流不止，她讓我好好待著、讓自己安全，還告訴我所有人都在幫我、關心我。

## Day 4

## 〔日記&後記〕二〇一八年六月二十六日（二）

這個病房是女性急性病房，病人的疾患範圍頗大，大家病況相對穩定，平時不太會有什麼喧囂，病人除了眼神渙散了些、行動緩慢了點，與平凡人無異，年紀卻差距甚遠，我是最年幼的住民，也有長如八十歲的老奶奶，與其說是急性精神病房，倒不如說是老人安養中心（年齡層偏高）或托兒所（眼神澄澈像個孩子）。有許多三病兩痛的人，拐杖、便盆、赤身裸體等都是常見的，大家都有一定的失功能。

多數時間我只是倚在窗邊渙散地讀著期末考，很難和其他病友交流，病房的生活很單純，多數人不是長臥於床，便是在大廳呆坐一天，唯有職能治療（OT）時間才能短暫離開這個閉鎖的空間。大廳是病房最寬廣的地方，兼具食堂、客廳、公共電話、護理師衛教、卡拉OK、排隊領藥等功能的公共場域，除了自己的床位及會客室，這裡是最多回憶的地方，同時承載許多情緒。OT時間病房會上鎖，不參加活動的我也只能待在這裡，曾經站在護理站前瞪著護理師好一會兒而被訓斥有事要練習用說的。護理師衛教兼生活檢討時，每人輪番自我介紹，在那麼多人面前無法言語的我被一位躁症年輕女性無意傷到，連護理師都記錯我的姓氏，加之社工師使用會客室晤談，落淚離席的我只能坐在病房長廊盡頭的地板上，沒有醫事人員理會，倒是同寢的婆婆在活動結束後招呼我回房。她是我住院這幾天最感念的人，儘管腿不方便，連上廁所亦是在房間使用便盆，卻是最有智慧、頭腦清晰的人，說真的我沒明白她為何居於急性病房，她總是多方關照我，找我吃飯、服藥，我雖然依然故我，卻始終感恩她的恩惠（原先對所有人不理不睬的我在第四天被打動，主動幫忙推輪椅）。

公共浴室很狹窄，蓮蓬頭固定在牆上、沒有水管，接近地板的地方還有一個出水口，基本上需要水瓢才能洗澡，置物架在牆角但小到放不下什麼，若不留意，衣服容易弄溼。第一次見到浴室門口大開，工作人員幫一位赤身裸體的豐腴病患洗澡時，我傻住了，她的動作彷彿洗的不是人而是物。

我沒參加活動，也拒絕進食三天，因為和想像中的治療差距太大；因為焦慮而無法在人前服藥進食；因為無法在生活討論會中自我介紹；因為感到寂寞與思念，我覺得痛苦不堪，時常蹲坐在地板角落或者撞頭，常常淚流滿面，反正，在裡頭，我可以時時刻刻是失功能的叛逆小孩。

今天父母探病，忍無可忍的我極力要求辦理自動離院，父母勸我好好用餐，連續四天粒米未進的我則堅持在病房裡是不會進食的。加上我的額頭瘀紫，父母不忍，於是帶我離開，由母親陪同完成期末考試。繼續下去會抓狂的。出院後穩定許多，乖乖服藥、吃飯、睡覺，希望明天、後天順利完成考試。總之，重獲自由的感覺真好。

這次住院是很珍貴的經驗，希望永遠不必再經歷「使用電話卡、禁用3C、置物櫃管制」。

## 心理小學堂九 曼陀羅&禪繞

*曼陀羅（Mandala）

曼陀羅一詞源自於東方佛教，由榮格帶入西方心理治療。整體結構通常是圓形，藉由直尺、圓規等工具輔助，自圓心向外圖畫，講求平衡、勻稱。

*禪繞（Zentangle）

入門的門檻低，容易上手，不需要繪畫技巧，號稱「只要會拿筆都能畫」，從幼童到高齡者都適合學習。使用簡單重複的圖形作畫，通常僅使用黑白兩色，且不加以塗改（接受不完美）。

儘管部分學者認為需要更進一步嚴謹的實徵證據證明療效，但是曼陀羅及禪繞在各種生理、心理疾病研究日益累積。曼陀羅、禪繞幫助我們專注在「此時此刻」，並且如實地、不帶評價地接納自己，產生療效的方式與冥想、正念有異曲同工之妙。不妨拿起筆嘗試看看屬於自己風格的曼陀羅或禪繞吧！也可退而求其次，市面上有許多兩者的著色書，網路上亦有提供免費下載的著色畫，倒不失為不錯的紓壓管道。

▲曼陀羅&禪繞圖

## 振作

**二〇一八年七月十九日（四）**

「你自己要振作一點！」每隔一陣子，父親、母親總是對我這樣說。

今天，母親接獲衛生所來電，關心我的狀況，要家人盯我服藥、帶我外出走走，還說擇日家訪。父親、母親不滿衛生所的多事，而我則困惑於通報機制，不曉得為何此次會追到家鄉這邊，以往皆是學校所在轄區的衛生所或醫院追蹤，也只是簡單走個形式，得知我狀況平復後便不再打攪，而期末在校翻窗台這次，在心理師們把我架下來之後，便立刻由門診醫師轉入急診觀察，隔天就轉到療養院住院了，雖然母親說心理師告知依法通報，但是事後查詢學校系統並沒有這次的紀錄。儘管感到疑惑，卻已經習慣而不再慌亂，**對於自己會做出這些事，他人眼中的自殺和自傷行為，惹出麻煩是原先始料未及的，對我而言，從來沒有真正執行傷害或殺害自己的意圖，比較多的是當下莫名其妙、無法遏止的衝動。每一次事情過後回憶，總是心如刀割、羞愧難當，卻還是一次次沒辦法克制那股勁兒而一敗塗地，所能做的只是漸漸減緩傷害的程度和頻率。**

「振作」兩字輕巧，可是，我好想知道什麼是振作、怎麼樣才能振作。

〔補記〕

後來看見醫院牆上的文宣，原來住院通報、自殺未遂通報是不同的，以往的通報屬於自殺未遂，由轄區衛生所負責，而最近一次的通報是由於住院，出院後由戶籍地衛生所追蹤。

※以病為師：縱然沒有努力就沒有達標的機會，但不是所有的事情都可以透過「努力」、「振作」解決，盡力嘗試過後記得告訴自己已經「足夠」努力。

# 住院休個假

## 二〇一八年十一月十二日（一）

「住院好不好？」醫師望著我。我愣了一愣，點點頭。

星期五是第一次我拿整個月的情緒、想法及行為的紀錄回診時跟醫師討論，能跟醫師說這麼多話、好好地陳述內心的想法是我沒想過的。

走出診間，爸爸蹲在頹然坐在椅子上的我面前，心疼說道：「你一定很難受了，所以才會這麼快答應。」爸爸能同理我到這個程度，更是我始料未及、萬萬沒想到的。不願讓家人擔心的我，就算面臨住院這件事情，我總是強顏歡笑、故作鎮定，當爸爸媽媽為此發愁，我笑著跟他們說沒關係、別擔心，當醫師問我：「沒家人陪同不害怕嗎？」，我心頭一酸說道：「爸爸媽媽要上班。」但是，聽到爸爸的話語，淚水差點不聽使喚。其實，我的內心是恐懼、是悲傷的。非常非常。

上次住院是倉促的，醫師擔心我的失控情況，不容許我回絕，即便沒有病房，還是幫我轉急診、轉療養院，當時接受卻憤怒，事後只覺得非弄得如此死去活來而入院實在很丟臉。這次可以在原醫院住院治療，也有兩天處理學校事務、準備所需物品，是醫師與心理師好言相勸、心理建設一段時間的結果，是我的自主選擇。我願意給自己一個機會方便醫師全面調整藥物；我願意給自己更多時間和自己好好相處；我願意給自己一段完整的時間休息、遠離紅塵喧囂的干擾。這次我不是住院的病人、欄杆內的囚犯，而是在醫院度個假的旅客。

住院也可以是不一樣的型態，不需要傷害自己、不需要讓世界雞飛狗跳，可以與醫師好好商量，能夠是保護自己安全、給自己治療機會的一種做法，不是以自傷作為安慰自己「住院並非浪費醫療資源、浪費自己青春年華」的手段；另一個角度來看，住院並非病入膏肓，並非身陷囹圄，而是以一點點的自由換取心靈的安寧，與世隔絕並不等於與世界脫節，與其費盡全力也只能有氣無力，倒不如利用時間、空間儲備再戰的勇氣。住院不值得稱羨，也不必為此哀怨，就像吃藥、諮商一樣，是治療的方式；就像吃飯、喝水，是維繫生命的需要而已。

心理師告訴我，這是我的第二次機會，可能也是出社會前最後一次。國中的時候，沒有人真正理解我的狀況、提供我真正需要的協助，只能被迫好起來、被迫長大，這次的我擁有那麼多資源，我會好好把握，好好幫助自己。

※以病為師：有時候就放自己一馬吧，適時的撤退是養精蓄銳而非怯懦逃避。

# 人間蒸發的三十四天

**病房作息表**

| | 一 | 二 | 三 | 四 | 五 | 六 | 日 |
|---|---|---|---|---|---|---|---|
| **7:00-8:30** | 早餐 | | | | | | |
| **8:30-10:00** | 服藥、內務整理、早操 | | | | | | |
| **10:00-11:20** | 職能活動 | | 團體心理治療 | 職能活動 | | 自由活動 | |
| **11:20-12:00** | 自由活動 | | | | | | |
| **12:00-13:30** | 午餐、服藥 | | | | | | |
| **13:30-16:00** | 職能活動 | 生活討論會 | 衛教 | KTV | 職能活動 | KTV | |
| **15:30-17:00** | 收衣服 | | | | | | |
| **17:00-18:00** | 晚餐、服藥 | | | | | | |
| **18:00-19:30** | 自由活動 | | | | | | |
| **19:30-20:00** | 脫水、曬衣服 | | | | | | |
| **20:30-22:00** | 服藥、就寢 | | | | | | |

＊下頁起為住院期間手寫日記，出院後輸入為電子檔

＊作息表經平行對調，僅供參考活動項目及生活架構

＊所有人員名字均經化名處理，並經醫師、護理長審閱及建議修改部分文字

# Day 1　二〇一八年十一月十二日（一）

## 〔入院後〕

醫院的急性精神病房。上次最接近也只是做生理回饋放鬆訓練時，這次是真真實實走進來、住進來了。

安檢基本上都可以想見，藥物、3C產品、一般鐵製衣架、有繩子的衣褲、掛在脖子上的護身符不行，和之前在療養院相較，髮帶不行，筆可以。

護理師問一次，住院醫師（專科護理師）再問一次，差不多一樣的個案史資料蒐集。

婉兒姊姊是這次住院主要負責照顧我的護理師，個頭小巧可愛，很細心、溫柔，病歷顯然讀過了，過去在我生命中的重大事件都已然知曉。她替我加熱午飯、教我用橡皮圈綁頭髮、盯我喝水……，小小的事都放在心上，默默去做的小姊姊。

W醫師在我第一天住院就能來查房，真不簡單，她的出現著實令人安心不少。儘管在那麼多人（還有幾位一同查房的住院醫師）等我說話的情況下，仍然緊張得雙眼發直、說不出話，但是，陌生的環境存在任何一分熟悉，都是彌足珍貴。

在這裡，大多兩位或三位病人一個房間，有獨立衛浴，蓮蓬頭固定在牆上、下面有水龍頭，還是得拿水盆洗，牆上加裝了可收合的折疊淋浴壁椅。室友挺好的。右邊是一位大一的小妹妹樂樂，應用外文系，笑得燦爛可愛，與母親如影子般親暱、幾乎時時刻刻不分離。左邊是一位四十五歲的大姊姊阿霞，彷彿是我們這個年紀的純真爛漫，歌聲婉轉情深，跟樂樂一樣是個好歌手。同校護理系四年級陸陸續續展開病房實習，每週有三天在這邊幫忙照顧病人。差不多的年紀，人家在實習，我還病著、上不了課，心裡自然感傷，明明系館就在醫院隔壁而已，什麼時候才能回去健健康康上學呢？

獨自待在醫院怎麼可能無所畏懼呢？但我想，這或許是給所有人喘息空間的機會吧！心理師不必為我的安危日夜懸心，是給彼此時間各自累積一同再戰的勇氣和能量，而爸爸、媽媽可能發愁程度不減，至少，不必承受我無法自控的壞脾氣，彼此傷心。至於「我」，勢必是無法消失、變不見了。這樣一個難養的孩子，養了二十年，越加不讓人省心。但願吧，但願，我可以快快真的長大。

這回住院，吃飯、吃藥都聽話很多，吃飯盡量吃可以吃完一半，好久沒規律進食，很撐，吃藥乖乖配合護理師核對姓名、張嘴檢查，沒有再因為害羞而彆扭，弄得大家都為難。說話的狀況也好很多。

## Day 2

二〇一八年十一月十三日（二）

**〔單純世界〕**

比起療養院病房，醫院病房的住民年齡層相對跨度大，但更平均，我也更願意和大家接觸、更願意聊。

和兩位室友相處得不錯之外，今天早上在大廳念書時，亦認識了幾位病友，大家都很好相處，平時無異常人，反倒多了幾分人際互動的真誠懇切，對他們而言，只要進入這個病房，便是同伴了！

**〔插曲〕**

每週二換床單，每天早上安檢，官方名稱叫做「內務整理」。儘管知道病房內勢必有所限制，仍然被如此鄭重其事的場面嚇到了，原本只是心慌，卻在一位壯壯的護理師阿芬收走二件繫繩褲子及大把塑膠袋時，終於抑制不住一大早莫名其妙的低靡，哭了起來。委屈、無助、憤怒，脾氣又上來，差點沒克制住摔東西的衝動。

婉兒姊姊帶我到會談室，溫言詢問我的心理感受，並悉心說明不允許留太多塑膠袋在身邊是避免病友套住頭而窒息，有了一個說法的我，於是接受，情緒平復不少。婉兒姊姊和我達成協議，選兩個塑膠袋留著，其他鎖在衣櫃上方，而褲子把繩子抽掉後，可以留著穿。

回房間又流淚好一陣子，慢慢停下來，卻又開始發神經，沒有藥、沒有刀，突然想起隨處可見的牆，就開始撞頭，但還能控制撞的力度、次數。

住院醫師（專師）早上來看過我，當下沒法跟她談，下午醫師、專師、護理師和我一起會談時，緊張、焦慮到呼吸急促，感覺快喘不過來，想蜷縮起來、想逃跑。醫師其實和心理師有點像，都希望我練習表達感受，可是，的確每當觸及深層感受、強烈情緒、難以啟齒的事情，我便有口難開，避之唯恐不及。不可以說嗎？倒也不是，僅僅是不習慣，又或者害怕十四歲那般情緒滿溢失控招人厭棄。

〔親子〕

昨天住院前，醫院打電話到家裡提醒，意外得知這個消息的阿嬤焦急萬分，說起來，讓年有八旬的阿嬤日夜憂心，實在不孝。

今天見到小妹妹樂樂與母親的互動而有所感，反思自己跟爸媽，心境、思緒似乎明朗許多。每個人的主觀世界都意味著真實，我所感知的是真實，爸媽感知到的也是真的，不過「真」並不等於對，至於所謂的「對」，便是理解個體差異，仍存有一顆良善的心，不傷人，也不憋屈內傷了自己。

＊這大概是生病以來，藥量最多的時候吧。尤其W醫師用藥一直十分仔細、斟酌。

＊這裡好像時光倒轉回幼兒園，排排坐等吃飯、吃藥，還要檢查有沒有好好吃掉。那是最容易滿足的年紀。

## Day 3　二〇一八年十一月十四日（三）

### 〔互相觀察〕

這兩天最常被問到的問題是：「你看起來好好的，幹嘛進來？」、「醫師說你哪時候可以出院？」這多少反映我的情況——我習慣忍，把一切往內塞，讓外表看起來好好的，直到忍無可忍就大爆發了，一旦爆發就難收拾了！

剛進來時，覺得這個地方的人、事、物都很可怕，焦慮到說不出話。兩位室友也告訴我，當時因為我的不語而害怕。

說起來很妙，人總是對未知充滿想像，因想像恐懼。

### 〔盼〕

人活著總得有些盼望，在這裡，沒太多刺激，沒太多壓力，所有的一切都很規律簡單，所能盼的不過是出院、回歸世界，再放近一些，就是每天醫師、護理師巡房。這兩天常有靈魂被扯出來再塞回去的感覺，跟原本的解離不太一樣，以前的解離像俄羅斯套娃，這次像被大力急速拉扯手指末梢，皮肉分離。

——樂樂的媽媽

## Day 4　二〇一八年十一月十五日（四）

＊過講究的生活，而非將就的生活。

〔家〕

今天下午醫師比較晚來，當時癱在床上，有點不舒服，心跳稍快、胸悶、特別暈、心裡莫名的哀傷，醫師叮囑若不適就別看書了，做些別的事，也沒勉強和我談些什麼。倒是專師馨馨姊姊早上和我談了好一會兒，感覺她有點緊張，怕我緊張到喘不過氣，可是，儘管帶著口罩，她笑起來還是很可愛。她說我形容這幾天的身體分開，很像魯夫的橡皮伸縮手。她問我害怕身體和靈魂分開的感覺嗎？其實，關於解離，習慣就好，沒有鬱症、躁症感受那麼強烈，即便失去意識，可能沒出事過，所以沒什麼可怕的。關於家，我說自己已經長大，她說長大還是需要可以保護我的地方，我默然無語，家可以保護我嗎？不是長大的我應該保護這個家嗎？別人家的小孩光耀門楣，我這款叫做生到倒楣。長不大的小病孩，能怎麼辦？

## Day 5　二〇一八年十一月十六日（五）

**〔探訪〕**

媽媽和妹妹今天、明天白天會來醫院陪我，剛見到他們有點尷尬，算是近鄉情更怯吧！

說自己在醫院不怕是騙人的，說不想家人陪也是假的。媽媽一來，我就開始退化，享受被媽媽照顧的感覺。洗澡前挑衣服變得選擇困難；平常不隨便吃零食免得正餐吃更少的習慣也崩塌；白天不太敢睡的我好像也因安心而躺平。

媽媽問我要不要週日換爸爸來？我還是說不用。他們能陪我入院、這兩天能來看我已經挺好的，已經是工作、家庭之餘排除萬難，我不能奢求更多、貪求無饜了。

我練習帶自己處在當下，去經歷、去感受，既來之，則安之。已經到這個地步，好像不能更糟了。

**〔職能活動OT〕**

通常入院幾天、情況穩定後，就可以在醫師允許下參加職能活動。護理師婉兒姊姊很用心留意到這件事情，也幫我徵詢、爭取醫師的同意，並且好言好語勸我嘗試。突然發覺自己吃軟不吃硬，別人硬來我只會更硬，不然就是像孩子一般嚎啕大哭，而婉兒姊姊軟綿綿地哄了好久，我根本招架不住。

在職能教室門口探了頭，全身都在抗拒，發抖與僵硬，婉兒姊姊挽著我的手往教室內走，我卻拉著門不肯進。很努力不讓腳生根，才妥協隨著職能老師、婉兒姊姊進教室瞧瞧。

若非與學校心理師討論過類似的議題，我可能也說不出個所以然，不知如何解釋自己的行為，只能停留在「因為感覺不對」，但是這次我能夠好好說：「我怕小小的地方，怕很多很多人。」

總之，OT比晨操、領飯、吃藥的時候都還要可怕。

**〔桌球〕**

晚上跟隔壁房的十九歲妹妹阿琪在護理站前打桌球。雖說如此，約莫是性格的緣故，會有一種她比我大的錯覺，被豪邁活潑的她照顧保護的感覺。她打球打得不錯，好長一段時間沒人陪我打球了。說實在的，我要謝謝高中老師教我桌球；國中老師教我禪繞畫；爸爸、媽媽讓我學書法，就算到了病房，也有事可做。

病房裡的我，和學校裡的我好像不太一樣，縱使偶爾還是莫名其妙地低落；還是焦慮到撕嘴唇皮；還是想把自己變不見；還是外面的人幾乎誰也不想見，在這裡的人好像漸漸願意接觸多一點，或許是不需要揹負那麼多包袱的感受比之前輕鬆，沒有所謂的好孩子、心理系學生、某大學一員之類的應有模樣，不用因為這些身分而硬撐，即使生病還是要假裝過正常的生活、成為被期待的模樣。

〔試〕

今天好多住院醫師跟W醫師一起查房，妹妹說像打群架、很可怕，可是，這次我似乎不那麼害怕、焦慮了，也有一點回應，應該有進步一些。

醫師們讀我的日記，我在一旁窮緊張一些蠢問題，不斷問自己：「字那麼潦草怎麼辦？最近常常忘記字怎麼寫，寫注音、漏字、錯字怎麼辦？英文藥名其實沒背起來瞎拼的怎麼辦？」

醫師的話猶如暮鼓晨鐘，病房相對安全，是很好的談話機會。不論談些什麼，就算談完發神經，沒藥、沒刀、沒窗台，的確很安全，即便換氣過度也不會有事。是應該試著自我表達，練習談內心的感受。

＊心臟、胸口不舒服。

## Day 6 二〇一八年十一月十七日（六）

〔淚水〕

高中英文老師常常幫我們複習「could not help but burst into tears（忍不住突然大

哭）」，因為大大小小的考試都愛考，現在想起來，在某些情境下，英文確實比中文傳神得多。

今天下午莫名其妙就哭，護理師婉兒姊姊帶我去大廳聽樂樂妹妹唱KTV轉移注意力。不想站、不想坐，直覺地縮在柱子後。以前也會這樣，只是變得不可控的頻率增加，尤其是住院前幾週，有幾天上課也哭。

心情低落，晚飯吃大概一半就很脹，書也看到像天書，什麼都不想做，很累很累。

## Day 7

二〇一八年十一月十八日（日）

〔還童〕

每天總是望著窗外蔚藍的蒼穹發呆，這裡的天是醫院上面方方正正的天，是鐵窗砌成一格一格的天，越看越嚮往，也乏味。二年級時，徐老師曾告訴我：「低頭看到的是問題，抬頭望見的是美麗的天空。」平常匆匆忙忙，倒也沒機會、沒閒情逸致做這種事，現在倒是空閒到床頭牆上的名牌都常仰望。

這幾天覺得病房越來越像小學、幼兒園，除了活動相像之外，護理師經常性的社交技巧訓練、行為改變技術，都像是幼稚園老師在教導小朋友社會化一般。大家都很努力，在這涵容的小世界，學習成為一個更好的人。

在這裡，很公平，每個人都一樣，卻也不一樣，因個別差異而適性，是所謂真平等。

＊病人手圈都變成了互相自我介紹的工具了。

## Day 8

## 二〇一八年十一月十九日（一）

### 〔怕〕

今早和心理師通電話，原先沒打算在住院期間打擾她，可是，昨天保護室的事情，我也只能對她坦承心中的恐懼，很怕、很怕。

昨天午後，是住院後第二次撞頭，依據先前醫療團隊的共識，婉兒姊姊想帶我去保護室休息、冷靜一段時間，我只是縮在牆角椅子上不動。值班男醫師來看過我，勸我自己好好走進去，否則就是叫保全並進行保護性約束、打藥，此時，外頭的護理師開始將大廳清場，請病人們回到各自的房間。琢磨一會兒，抱著小被被乖乖跟著他們走，跟隨而來的大批護理人員，我已然毫不在意，只聽見樂樂的護理師阿昭不斷向男醫師進言：「injection！」

我縮在保護室一角，一臉漠然，任憑婉兒姊姊依照規定輕輕取下我的眼鏡、口罩、手錶、髮圈、髮夾、鞋襪，默不吭聲的我，不願張嘴口服鎮靜藥物，男醫師和婉兒姊姊出去了一下子，帶回來的是兩支針劑、一列站開的護理師，阿昭和另一位護理師向前壓制我，阿昭拉下我的領口露出臂膀，我本能地想掙扎，卻感受到阿昭更加強勁的力道，我知道自己逃不了，只是靜靜等著婉兒姊姊替我注射。

下一次清醒已經是幾小時後，沒有鐘錶的我，因為小夜班護理師的查房而心驚於時光流逝，我也不記得自己是如何從牆角移動到床墊上的。男醫師在急診值班，沒時間上來察看我的情況，於是我只能待在保護室，忍受護理師每隔半小時查房帶來的喀啦喀啦的大鎖聲與長夜漫漫，直到今天早晨。

雖然生氣會降低害怕，鎮靜劑帶來的昏昏沉沉也會，但那麼長時間的隔離和不能自主，還是令人焦躁不安。我不斷反芻[19]這些事情，心中刺痛不止。撇除醫療場域，把這些放到日常生活中，其實和霸凌、性暴力沒什麼不同。脅迫與囚禁，是怕的，當然是怕的。

心理師的聲音依然安撫人心，她讓我思考一下幫自己不那麼害怕的方法，例如：用小被被把自己裹起來。

今天會談時，W醫師讓我好好想想流淚及撞頭當下的思緒，練習用說的，而非傷害自己的激烈方式。

[19] 陷入重複思考事件細節的迴圈，沉溺其中。

## Day 9　二〇一八年十一月二十日（二）

### 〔遊走〕

那天妹妹來探病，說我走得像失智老人，我笑道：「只要住進來幾天，走路差不多都會變成這樣。」畢竟空間說大不大、說小不小，能走的地方就是自己的房間與大廳（有些人會隨便走到別人房間除外），沒什麼事繁忙，加上這裡的人因為藥物副作用容易跌倒，又或者因為病症而行動緩慢，步調自然不快。走走當作消化，有時候覺得越走越呆。

今天有一位三十歲的阿璟哥哥陪我在大廳、走廊走了好一段時間，聊疾病、聊室友。

最近幾天病房來來去去，樂樂星期四也要出院了，是好事。

### 〔SOP〕

今天跟專師馨馨姊姊會談過，關於保護室的事情，情緒及介懷程度都有降低一些。昨天晚上一直做惡夢、睡不好，看到前一天相似的景物就開始反胃，腦海就不斷重現當時景象，所以有點擔心。但願今夜好眠。

馨馨姊姊同理很到位，我的心裡確實超多O.S.：「為什麼這些人一定要這樣做？為什麼一定要依循慣例而不知變通？」馨馨姊姊告訴我，以後不舒服可以到護理站找她或婉兒姊姊，也可以在護理師查房時尋求協助，再不濟也有備用藥可以吃。聽到這些我好像比較知道下次不舒服該怎麼做，如同在校時，心理師也有給我SOP一樣。我想，這裡的人面對急性病房的多變，為了避免手足無措，某個程度上被制約了，SOP也是保護自己的一種方式。其實我們都一樣，如此想來，就沒有那麼困惑、難受、憤怒、委屈、彆扭、焦躁了。

就慢慢學吧！像專師所言，練習在撞頭或進保護室之前，先攔截阻斷情緒衝動。

## 〔依附〕

週二換枕頭套、床單，會是會，就是不太熟練。床單是隔壁阿姨（樂樂媽媽）協助完成更換的。

本來以為醫師不來了，拖到比較晚才死心洗澡，還是錯過。事後隔壁床的阿霞姊姊跟我說醫師有來找我，她覺得醫師很關心我。我說對，謝謝她告訴我這件事情，心裡舒坦許多。

或許這次住院，也是在學習健康的依附關係[20]。這次，醫院內對醫師、專師、護

[20] 「依附」是個體與特定對象的強烈情感連結，最早源於發展心理學中「幼兒與母親的關係」，後來亦應用於成人親密關係。安全型的人對自己與他人皆有較為正向的態度，享受親密並能夠獨處自主。不安全依附對自己或（和）他人持較負面的態度，可能難以與他人建立親密關係或者過度追求親密關係。詳見「泛科學」專欄作家「貓心——龔佑霖」的「依附理論系列」文章。

理師，醫院外對父母、心理師、師長們，**練習相信大家會等我，不會突然不見、不會突然斷掉，就算不在身邊，還是一直都在心裡**。

## Day 10　二〇一八年十一月二十一日（三）

### 〔脾氣〕

爸爸希望我每天打兩次電話回家，我當然是有聽到做不到。在學校也不打電話的，縱然是對家人，也怕講電話。於是，通常由爸爸打到護理站，護理師跟我說，我再拿電話卡使用公用電話回撥。

今早也是。爸爸一提，我也發覺這幾天都在電話裡發脾氣，莫名其妙地暴躁、發火，沒耐性聽他細數某老師、某同學找我做某事。除了原先這陣子情緒控制本來就不太好，另一方面，相信他有把整張電話卡餘額說完的實力之外，我似乎是不願一項一項被這些瑣事轟炸的，因為即便聽了，現在的我最多只能有心無力，我所能做的已經是住院前把所有該聯絡的師長、同學都說明解釋過了。不斷聽到這些（雖然是我請妹妹幫忙收信、收訊息的），我會想到自己在小組報告中的搭便車，還有已經只能將計就計的出席率、評量方式，煩躁感油然而生。

〔表象〕

最近有好幾位新病友住進來，世界上從來不缺的便是臆測，不論是我們自己剛住院時，或者別人剛住院時。

隔壁房的阿琪妹妹昨晚說一位住單人房的姊姊是瓦斯，比她還容易爆炸，要我小心不要被纏上，不然會被奇怪的腦電波侵襲。有這麼誇張嗎？雖說一聽那個姊姊跟護理師說話的內容或眼神，任何人很容易辨認她是生病了，但是，或許等症狀轉好以後，會發現她的另一面也說不定。

另一位理成平頭、還有好多刺青在身上的姊姊阿曦，昨天才住進來，就引發一些議論。算是因緣際會認識她吧。她來我們房間和阿霞姊姊聊天時是我們第一次見面，剛開始總覺得是自己不會主動接近的類型，認識之後倒是認為她是斯斯文文的人，也好相處。今天午飯後，一起走了走、聊了聊，感覺不錯。

**第一印象往往來自膚淺的表象，是快速認識新事物的捷思，但也時常因此讓我們失去進一步理解人、事、物內涵的機緣。**

（今天傍晚跟一位護生哥哥打球，他打得超好、超內行。即使醫院的桌球拍不好打，我們還是「大開殺戒」，很過癮。後來他下班後，就讓我和一個病友弟弟打，實在打不起來，節奏差太多，很累。我問他：「要不要休息？」他不說話、看著我。有點錯愕不解，算是明白其他人面對我不語時的感受了。）

【會談】

每次會談完都要回想好久才可以拾得零碎的片段，有時候會幾乎忘光光。自從生病之後，在學校晤談也沒辦法正經跟心理師談些什麼，一段話語需要重複很多次，我才能聽懂、記得。

保護室的事，原本想打混摸魚，過去就算了，過幾天就好。病友口中談笑的保護室，不應該擱在心裡那麼久。然而，經過這兩天的會談，好像多釐清了些什麼。那些觸景生情、睹物傷懷並沒有太深的影響，那些能接觸到的東西寥寥無幾（枕頭、棉被、藥和藥杯、晚餐鍋燒意麵、水瓶），而多數是能帶給我安全感的，勾起不好回憶的情況會慢慢好的。

原來我介意的是打針時的拉扯，特別是在眾目睽睽，還有男醫師「監工」時，一直納悶自己當時的本能身體反應好像不應該只是如此。我可以拳打腳踢、可以哭，可是，我什麼都沒有做，稍微掙扎一下而已，由於婉兒姊姊眼裡滿滿的於心不忍而放棄掙扎，不願讓她為難。

我習慣把很多事情聯想在一起，在諮商相關課程，這樣整理脈絡的清晰，大概利於學習、思考吧。但在自我覺察、自我剖析的過程中，如果沒有消化這些連結，切割相異之處，是很危險的事情，不小心就會變成「過度類化」——致鬱因子。因此，醫師不斷提醒我要把每件事情分開來。

會談的另一部分內容，關於依附。很奇怪的是我黏爸爸、媽媽很少，國中導師、高中導師、大學心理師都依賴得很緊很緊，他們都很疼我，但是也被我纏到受不了，壓力大到對我生氣，然後，我就開始自驗預言[21]——果然沒有人搞得定我，果然我還是會被丟掉。直到上學期末諮商關係出現裂痕，這學期初心理師跟我攤開來談之後，才有比較恰當的人際界線和距離。現在要慢慢練習相信，相信自己會好好的，在乎的人們也會好好的，不會突然消失，至少能永銘於心。

*又開始頭腦覺得怪怪的，想砸自己的頭。胸悶、心跳快。

## Day 11

### 二〇一八年十一月二十二日（四）

**〔夢魘〕**

這幾天睡得不太好，做好多夢，一直醒，睡眠老是中斷，二、四、五、六點左右都會醒過來，其他時間可能短暫到不記得。多數的夢境不記得了，記得的生動鮮明，還夢見自己做飯時把廚房燒了。這幾天心跳快了些，不太舒服，早上也是，護理師和專師討論後，加了一顆穩定心跳的恩特來，好了許多，就是還是有點暈。

21 自我應驗預言（self-fulfilling prophecy）又稱比馬龍效應，我們對另一個人的期待，無形中影響他的行為，使其朝向被期待的方向前進。

〔空〕

樂樂妹妹經歷一波三折，終於還是出院了，照理來說，這本來是應該高興的事，但是這個晚上不太平靜。樂樂和她媽媽走了，爸爸也回去了。雖然我倆時常鬧起來，但我還是想他，想他靜靜地待在身邊。

前兩天室友阿霞姊姊問剛開完個案會議的護生哥哥實習感想，他說：「每個家庭都有各自的問題。」這是出乎我意料之外的回答。病房裡的人來來去去，除了醫療團隊，就是病人和家屬為主，各自的家庭型態、各自的相處模式、各自需要面對的議題。家裡的系統會被移植到病房來，在小小病房更加放大。

心裡空空的，那天聽新來的平頭姊姊阿曦說，這次住院可能沒人來看她。能夠平靜說出這些話，是承載多少落寞。

〔琴〕

爸爸幫我帶了很熟悉、很喜歡的樂譜，可是我突然不會彈了，以為是病房電子琴鍵損壞的干擾，琴鍵給予的反饋不像習慣的家中鋼琴，彈得很破、零零落落。定睛欲辨識音符，才發現腦袋真的當機了。

*中午莫名其妙很blue哭了，護理師給藥兩顆Ativan（安定文，抗焦慮劑）。

## Day 12

### 二〇一八年十一月二十三日（五）

**〔無力〕**

不知道為什麼，最近幾天又感覺怪怪的，那種起床的厭世感偶爾會出現，經常性的虛弱無力，呆滯無神也是。今天很鈍。住院以來未曾用過的床欄，兩側都拉了起來，很想把自己藏起來。

**〔雨〕**

「午後天晴偶陣雨」氣象預報中應該有句話是這樣說的吧？怎麼那麼像我最近的狀況呢？

這兩日下午老是莫名其妙流淚，什麼事都沒發生，就是乏力不想動。今天發作時，正好代班的護理師來找我會談，所以聽聞此事的專師姊姊很快就來了。我還是很沒禮貌地躺在床上，動不了。她告訴我：「腦海中閃過的任何片段都可以說。」以前的我可能只會說不知道，但這次我邊啜泣邊脫口而出：「你可不可以先不要走？」無釐頭的話語很幸運獲得馨馨姊姊溫柔的承接，她說她會在、不會走。現在回憶起來，她帶給我的是未竟事宜[22]內的舊經驗、新感受——過去，躺臥哭泣時，常常胸口痛到

---

22 過去事件引發的情緒未能充分體驗、表達與處理，在現實生活中會持續影響與他人的相處。

全身麻痺，老師們怕我燒了家裡太多電話費，頂多簡單安撫就掛斷了。心理師會陪我久一些，只是同樣相隔電話兩端。謝謝馨馨姊姊在床邊守著我，陪我說了好多話。潛意識中的恐懼、心靈的傷，身體都記得，謂之軀體標記[23]。我又想起急診時，張開眼就能看見媽媽伏在床邊，那是一種獨佔媽媽的安全感，可是，我也不想要她為我哭泣，如同出生三個月命懸一線時一樣。

我說起小時候挨打，也是這樣哭的。我一直覺得它是十四歲前最大的痛苦——關於家中的爭吵，會因此自責，也在國中接受輔導時學會心疼自己，但是，我一直把自己黏貼「壞孩子」的標籤，我沒有乖乖聽話，還在二、三歲左右害妹妹縫了幾針，還有國中不滿父親規定的時長不足以完成作業而偷改電腦密碼，還有國高中幾次鬧拒學，現在又生病住院、不能上學，簡直糟透了！當我拒絕馨馨姊姊的邀請，說自己是好孩子、很棒的人時，她並沒有安慰式的反駁、蒼白的寬慰，反而跟我說：「反思不是壞小孩會做的事，而犯錯是人之常情，並非曾經犯錯就是壞孩子。」她還告訴我：「右手住著小天使，在我們難過時，給我們自信與力量；左手住著小惡魔，在我們自滿時，教我們謙卑、不驕矜。」我會記得，右手裡面有小天使，小天使對我說我很棒。

23 過去的情緒經驗記錄在身體狀態的改變，當遇見類似情境，又以生理反應再次表現出來，並影響決策。

## Day 13　二〇一八年十一月二十四日（六）

### 〔外出〕

醫師提出可以外出的時候，我有點意外，上週末還在發神經，這週已經可以外出了！時間滴滴答答流得好快，好多哥哥、姊姊、弟弟、妹妹出院了，倒不見得相識多深，就是有點失落吧。許多新面孔取代了十幾天看慣的臉龐。

按照病房規定，等病情相對穩定之後，經醫師同意，可以在家人陪同下外出，最長四小時。媽媽、妹妹來看我，很開心有他們陪著到附近走走也好，其實過了將近兩週病房生活，我很害怕外面的真實世界，怕自己無法銜接。

前幾天護理師們詢問我們想不想要外出投票，可以和醫師商量。身為首投族的我和小伙伴就這樣錯過了人生第一次擁有的投票權，其他對於公民參與熱衷的哥哥、姊姊也未必能外出參加今天的九合一選舉。我雖然能夠外出，但家裡（戶籍地）太遠，而其他病友們，或者沒興趣，或者病況不穩定、醫師不允許吧。投票這件事提醒我，我們未曾離開這個真實世界，卻有一種隔閡感，彷若在病房的玻璃罩子中，接觸不到外面的空氣。大廳有一部電視，在特定時段能夠自由觀看，大大小小聚在一塊兒，像是一大家子一般，用這個四四方方的盒子，窺探不那樣遙不可及又非觸手可及的真實世界。

〔名字〕

媽媽說有位先生說我的名字不好，要幫我改名字。我不想要。是難寫了點，但這個名字已經陪我二十年，我還是喜歡它的。

＊靜不下心看書，看不懂。還是會莫名其妙很難過。沒走幾步、沒幹嘛，可是回來很累。

## Day 14

**二〇一八年十一月二十五日（日）**

〔兩星期〕

不知不覺已經在這裡待兩星期了，很搞笑的阿璟哥哥、阿峰哥哥說這是從「學弟妹」變成「學長姊」的過程。

昨晚來了一位新室友，二十八歲的小海姊姊，小小的、很活潑，感覺不會不好相處，只是前一秒還在笑，後一秒就嗚咽哭了起來。

〔人〕

婉兒姊姊不在，醫師不在，專師不在，媽媽、妹妹也回家了，心理師沒有來，有點孤單不安的寂寥感。

今天是安檢時沒收褲子、塑膠袋的護理師阿芬照顧我，其實她也沒那麼可怕。心理師說得對，那只是林林總總因素塑造的「大人模樣」而已。就像其實醫師和專師都很好，漸漸就沒有初識時那麼怕了。所謂「權威恐懼症」？

我還是別寫了，心裡亂到不知所云。

＊很累、發呆、想睡、頭快炸了、有點難過、焦躁、吃很多。

## Day 15

### 二〇一八年十一月二十六日（一）

**〔天賦〕**

最近兩天腦袋空空，嗜睡、焦躁、又貪嘴，照這個養小豬的節奏，出院大概會重到破五十公斤。課本還是看不太懂，也記不住，就這樣打消外出考期中的念頭。坦白說，有點像延長戰線，臨床心理學、生理心理學都沒記住什麼，卻又看不下去，根本沒籌碼考試。媽媽叫我在病房多少讀一下，不然出院沒辦法考試。對此，焦慮非常，卻也束手無策，雖然預定進度拖到，也只能盡力慢慢讀。最可怕的就是日積月累的作業、報告、考試吧！可是還是想回學校上課。

我已經忘記會談的內容了……。

〔情緒〕

情緒還是起起伏伏，懶洋洋的，莫名的哀傷。午後睡醒不太好，想撞頭，剛好隔壁床小海姊姊、隔壁房阿琪妹妹來找我打球，恰巧OT老師也來找大家去上課，我們三個跟她抬槓了一下。截斷情緒以後，暫時好些。

＊今天多了一顆地中海色的千憂解（抗憂鬱劑）。

＊腦袋鈍鈍的，在病房一天下來，不太記得到底在做什麼。有時候莫名其妙藍藍的，跟之前在學校一樣。

## Day 18

二〇一八年十一月二十九日（四）

〔變動〕

昨天隔壁床小海姊姊搬去雙人房，晚上依然睡不好，又回來我們房間睡，結果我們倆四點就一起杵在會談室聊天。

今天來了一位新室友菲菲姊姊，身體不便，卻和男友大周哥哥鶼鰈情深、比翼雙飛，是好相處又幽默的姊姊。

一大早，護理師阿芬來問可不可以換寢到雙人房？她想把我的床位空出來給急診病人，因為這邊比較接近護理站。我和爸爸去看雙人房，一路上就焦慮到喃喃說不要。阿芬說：「如果因小事如此，那就是病還沒好。」**雖然可能是事實，但我不喜歡這句話。它否定了病人的七情六慾，即便同一件事發生在一般人和病人身上，可能有截然不同的解讀。**

記得之前宿舍所需診斷書上，醫師寫的是「建議減少環境變動」，現在想起來，自己對環境變動適應的確需要比較長時間，也很沒安全感，跨出一步都是滿滿驚懼。

**〔爸爸〕**

爸爸特地撥空坐高鐵來看我，還要假裝去上班，怕阿嬤擔心。

今天我們玩得挺好的，都沒生氣，還算開心。他今天說了好多句深層同理的話，讓我暗暗吃驚，儘管沒記住、忘光光，我永遠忘不了那句「可憐寶貝」，「寶貝」是珍稀的。或許我應該練習敞開心扉，就像專師姊姊建議的，試著給家人寫信之類的。其實爸爸真的很愛我，我也很愛他，只是我們都不太會表達，隨著我越長大，爸爸進步越多，我也會加油。

＊醫師叮囑沒有要休息時，不要躺床，要坐在椅子上做事情。

## Day 19　二〇一八年十一月三十日（五）

**〔友〕**

病友裡熟識到「友」程度的哥哥、姊姊、弟弟、妹妹都出院了，好像也沒力氣、沒意願認識新朋友。

倒和原住隔壁床的小海姊姊交好起來，二十八歲的她，彷彿是我們這個年紀。我們都是受同儕照拂的一群，好似比同儕年幼些許，但我們之於彼此，是在同一水平面上的對等。睡不好的她，喜歡白天來睡我的床，兩人相互作伴，心裡安心踏實不少。早上因為和她的護理師有誤會，小海跑來我這邊大哭一場。她說：「你很會安慰人耶！」我說：「我什麼都沒做啊！」其實我也不知道該說什麼，那乾脆就別說廢話，就只是**看著她**、**握著她的手**、**拍拍她的肩**、**摸摸她的背**、**輕輕擁抱她**。或許，這些動作很有力量吧！我也不知道為何對別人的事都正向積極、充滿能量，對自己倒是跟著情緒走。

**〔別人說〕**

一大早，天還安安靜靜的，我們幾隻不成眠的大孩子聚在大廳說說話。一位慈眉善目的看護阿姨裝水經過，說我笑得燦爛，要我笑口常開。但願我永遠不會忘記純真無憂的笑顏。

阿麗姨，一位快出院的阿姨，被其他人希望快走的阿姨（其實阿麗姨有像孩子般可愛的一面，只是她的看護作風干擾病房安寧，引起公憤）。她說我們很勇敢，獨自住院，換作是她，在我們這個年紀，她一定會哭、一定會拒絕住院。聽到這些，似乎有釋然一些，至少害怕並不是我的專利。

＊傍晚不舒服，哭、想撞頭，小夜班護理師給我兩顆Ativan。

## Day 21

### 二〇一八年十二月二日（日）

住院的第二十一天，跟前幾天一樣早醒，三、四點坐在空蕩蕩的大廳，似乎比較能夠好好寫些東西。

三週了。這是當初沒預料到的，我以為自己能乖乖的，然後快快出院，結果還是惹出一些事來，也不知道哪時候可以出院。平時在學校，很少隔三週才回家，阿嬤擔心，我也想回家了。

還是不喜歡校園，但想回去上課，想見一些留戀的人。

這裡很單純，也很容易得到成就感，我的書法、圖畫、文章、讀書態度、桌球技術都很容易獲得賞識，卻虛無縹緲，畢竟是病房，不是真實世界。

中午又哭，隔壁床菲菲姊姊坐在床邊握著我的手、摸摸手，那時候，好想是媽媽或心理師。

藥物副作用所致的排尿困難依舊。

這裡的人都有自己的故事，隔壁房的一位妹妹，不認識，可是十八歲就要自己待在這，好寂寞也好厲害，只有阿姨偶爾過來，又好像很想吃東西卻吃不到，所以經常來跟菲菲姊姊要。

我！好！想！出！院！

## Day 22

### 二〇一八年十二月三日（一）

早上有點亢奮，可能是抗鬱劑反倒激起躁症，明明沒睡好，三點就醒，還精神奕奕，跟護理長、一群護生哥哥姊姊興奮說哈囉。

每次狀態不好時，語言系統就會癱瘓，不知道要說什麼，就僵在那裡，但這幾次專師姊姊真的很厲害，從我的空空腦袋長出好多東西，幫助我歸因自己的情緒。今天也是。

今天的低落哭泣是由於：

一、早上隔壁床菲菲姊姊失聲痛哭，確實嚇到我了。對於強烈情緒的畏懼，我原以為只因國中時自己的情緒讓身邊的人備感壓力，後來經專師一提，才明白，家裡的爭吵也是如此的，小小的我總認為是自己的錯，錯在生為長女，而非長子。

二、想回家了。上大學之後，最多三週不回家，現在住院超過了。

三、在醫院的依附關係還是有點亂了套，醫師不在、婉兒姊姊很忙，所以怕、沒安全感。

## Day 23

### 二〇一八年十二月四日（二）

**〔二進保護室〕**

這次，過程溫和理智許多，大家都沒有說謊，真的只要在保護室一下下（一小時），真的馨馨姊姊、婉兒姊姊都有陪我一會兒才出去；真的醫師有來看我；真的馨馨姊姊有幫我拿小被被；真的沒有打針，所以我有乖乖的，也比較不害怕。

撞頭之前，真的沒發生什麼事，我也不知道為什麼，額頭緊緊的，凝聚一股低氣壓，撞，只是為了驅散痛苦而已。當時一團混亂，我哀嚎求著馨馨姊姊、婉兒姊姊再讓我撞三下就好，又要往牆上撞，她倆一左一右拉著我的手，馨馨姊姊眼明手快地以另一隻手掌擋在牆前，不忍弄痛她的我只得作罷，不舒服又無奈地直跳腳。他們架著我往保護室去，瘦瘦的他們差點招架不住我的掙扎，工友伯伯見狀來幫忙，提著我背後褲頭，三個人老鷹抓小雞式進保護室以後，我說的每句話幾乎都涉及「醫師」、

「專師」、「護理師」，問的都是：「醫師等一下會來查房嗎？」、「馨馨姊姊你等一下還會來嗎？」、「婉兒姊姊你明天會上班嗎？」這些透露著自己不願承認的小心思：我好想家、好想學校；好想要爸爸和媽媽來這裡陪我；好想心理師來看我。雖然幾乎天天能見到醫師、專師、護理師，可是，還是想念，還是怕他們會不理我。

小海姊姊看我天天抓著小被被、趴趴熊，說我很沒安全感，我說是。對於環境的變動，尤其重要他人，很敏感。即便聽起來很離譜，我也想不到其他撞牆的原因了。撞完以後就復活了、不想撞了。

## Day 24

### 二〇一八年十二月五日（三）

**〔三入保護室〕**

連續兩天進保護室，也是第三次，但是每一次都不一樣。

代班的男護理師要帶我去保護室，我還是很害怕地哭，只是這一次是頭一回撕心裂肺地哭。躺在床上耍賴、嚎啕，護生姊姊們盡力安撫我，讓我深呼吸。我也不知道自己為什麼還是那麼害怕，幸好有熊熊、被被在保護室陪我。懂事以後的哭，就只有淚水，我喜歡這次用盡全身毛細孔宣洩的釋放。也許表面上沒有什麼事，心裡卻承載太多而滿溢。

一樣是專師姊姊帶我進去，沒有騙人，一小時，我乖乖的，調整呼吸、讓自己冷靜，不用打針。

大家一定會問為什麼撞牆？我也想知道為什麼，就想撞，不為什麼。不痛，撞完真的比較舒服。

＊為什麼醫師說我反應能力有比較好，可是我感覺書越來越沒辦法看？

＊入睡前的解離感、失自我感，睡覺時的全身抽搐。

## Day 25

### 二〇一八年十二月六日（四）

**〔失控〕**

這次外出，時間沒到，就開始焦躁不安，想回病房，但爸爸非要拎著我到處轉。爸爸終於拗不過我，帶我回病房。進到房間後，我就在床上打滾，爸爸到了此時此刻還在跟我計較躺得正不正的問題。我著急地跺腳痛哭，只是人多到不能撞牆，菲菲姊姊握著我的手，小海姊姊摸摸我的頭，這次，很快就安靜下來。

有一點點難過，一方面由於自己情緒失控波及爸爸，另一方面由於爸爸面對我的狀況而手足無措。當病友們安撫我；當護理師給藥；當專師跟我談話，爸爸束手無策地在一旁滑股票。爸爸感嘆我這樣的病況根本無法出院，卻又想盡快帶我出院，怕影響課業。

喔耶！醫師、專師說等我頭上瘀腫消散、不撞頭七天，就可以見心理師、可以出院了！

今天沒撞頭喔！隔壁菲菲姊姊和大周哥哥嘉獎我。雖然很像小朋友，還是爆開心！

## Day 26

## 二〇一八年十二月七日（五）

### 〔例行〕

撞牆加保護室都快要變成我的例行公事了。

這裡的生活越來越平靜，也無趣，書看不下去，畫圖、寫字也做不下去，品質越來越粗糙。反倒撞牆及保護室莫名的闖入帶來一些新意，每次都哭，但漸漸釋然，觀察這個空間，木紋牆和地板都是軟棉的，彷彿是巧拼的材質，撞不成。側看門口，某個角度有視錯覺，感覺門一直往後退、快倒了。

原想在裡頭睡一會兒來打發時間，卻被身體感受打擾，驚嚇到睡不著。這次像是讓新一變成柯南的縮小藥APTX4869，骨骼、肌肉忽大忽小，是目前經歷過最討厭的解離款式了。

〔安全感〕

到處都是新病友，隔壁床菲菲姊姊也出院了，更沒安全感了。不能說是以撞牆來吸引大家的注意，每次都被關起來，看不到醫師、專師、護理師，一點也不好玩。應該說，不知道怎麼表達自己的需要。時常佇立或徘徊於護理站前，對馨馨姊姊與婉兒姊姊默默無語、含情脈脈，便是不知道如何表達自己的不舒服、需要的幫助。很沒、很沒安全感。找不到醫師、專師、護理師就感覺很不好。我真的想心理師、弟弟、阿嬤、外婆，好久、好久沒看見他們了。

〔小妹妹〕

樂樂妹妹出院後狀況很差，又回來住院了。

另一個總戴口罩的小妹妹嘉嘉，桌球打得很好，不過每次吃完飯都會把吞下的東西吐出來，所以吃完飯、吃完藥都會被護理師留在大廳或保護室一段時間。固然導因不同，嘉嘉妹妹跟我一樣，每天抗戰保護室。

## Day 27

二〇一八年十二月八日（六）

最近總是早醒，四、五點就在大廳或多或少做些事情，或者聽同樣不成眠的病友們鬥嘴。清晨很美，即便於此，一半的窗是一片橙黃，一半是靛紫色的，上天是最好的畫家，漸層染得無可挑剔。

我的表現不好，醫師、專師沒收了好幾小時可以在家人探訪時使用筆電的權利。樂樂媽媽會來找我聊天，也會讓我和樂樂妹妹交流。今天下午樂樂氣色好很多。雖說我告訴樂樂穩定服藥與諮商有益病情的平穩，但是，說起來慚愧，自己也是這幾個月，才漸漸學會規律服藥，卻容易隔三差五忘記吃，還是住院之後才不曾落下。心理師說過，我乖乖吃藥時，狀況好得多。

或許是醫師、專師、護理師都不在，我就更想回家了。遠道而來的媽媽沒能答應多在這陪我一天的請求，弟弟調皮不跟我講電話。我又開始認知扭曲：沒人理我、大家都不喜歡我。好想出院、好想回家、好想回學校。有點怕出院之後的人際、學業、生活問題，但還是想出院，無聊到很鬱悶，鬱悶到很想捅自己。我想念家人、心理師、老師、同學、朋友……。

好多人說與病共存一年多很勇敢，也有人說獨自住院很勇敢。那麼，我已經勇敢好久、好久了，可以不要勇敢了嗎？有時候，也好想不懂事、好想任性一回……。無聊到長香菇。

## Day 28

### 二〇一八年十二月九日（日）

住一個月了。說好的兩、三週呢？

**〔感染〕**

一大早樂樂媽媽來告訴我，原先在單人房觀察的樂樂可以轉床回到我旁邊了。我高興得振臂歡呼，高興極了！

當時湧進好幾位病友，不知道為什麼他們聊起自己的過去，隔壁房短髮女孩小不點和我同年紀，她的際遇任誰聽了都是不忍心的。小不點沒哭，小海姊姊倒哭了。我丟下一句：「我也是。」就溜出房間，我知道自己聽不下去，太痛苦了。這裡的人都有自己的故事，我卻沒想過病房匯聚的淒苦，是遠遠超乎一般人所想像的。

下午，小海姊姊到我寢室，好端端哭了起來，她也不知道緣由。我安慰她，不一定什麼都要有為什麼，就像她曾目睹我好幾次莫名其妙大哭一樣。她搞笑說道：「肯定是沒睡飽。」後來才娓娓道出是因為我和小不點的遭遇感到悲憤不平。我有些錯愕，感冒會傳染，原來生命故事也會感染人心。自己已經麻木的事，小海姊姊卻是真真切切理解我們的痛楚啊！

**〔媽媽〕**

昨晚鬧出院，儘管理智上知道是自己同意住院的，卻在激動下對著話筒另一端的媽媽喊道：「你們都把我丟在這裡。」或許我還是很羨慕其他小伙伴有媽媽朝夕相伴的。雖然冷靜後決定還是當個好孩子、乖乖的，但是媽媽仍然再次千里迢迢來醫院再陪我一天，不辭辛勞，亦充滿勇氣地第一次獨自出遠門，為母則強。

我很喜歡媽媽陪在旁邊的感覺，就算不舒服，也不怕。全心全意當個孩子，獨佔完完整整的媽媽。偶爾也想要不用堅強努力。我感覺得到，我們將自己交給對方了。媽媽很愛我，我也很愛她。

## 〔朋友〕

晚上和小海姊姊聊了很多，雖然相差幾歲，卻像對等的朋友一般。當她說出：「很抱歉說你不能那麼沒安全感，現在想來是創傷症狀的緣故。」我又一次被她震懾。

下午媽媽擔心我和這裡的很多人都很要好，出去之後會不適應。我雖告訴媽媽自己並非人人交好，但也憂心出院之後的人際關係適應，又是一大挑戰。

口罩妹妹嘉嘉真的吐得很辛苦，還要被限制使用廁所的時間，甚至關保護室。那天我跟著去她房間，在廁所外聽她吐了十幾分鐘。

平頭姊姊阿曦說她有點喜歡我，最近常常黏著我，想要牽我、抱我，可能過幾天就會轉院。

隔壁床新來的雪兒姊姊，可能是症狀的關係，走來走去、自言自語。有些人說可以跟她好，有些人說不要。至少媽媽不希望我太接近她；至少專師姊姊說她不是壞孩子；至少雪兒姊姊對我不錯，常常「突然」塞一把零食給我（當然會被護理師制止分食行為），常常「突然」教我很嚴肅的議題，例如：獨立自主不依賴、性行為保護措施等。

## Day 29　二〇一八年十二月十日（一）

**〔會談〕**

前幾天醫師巡房我都在保護室，加上週末醫師放假，好久沒有這種會談的陣仗，有些陌生而緊張，因緊張而無法言語。以前的我經歷這幾天的事情，一定會鬧彆扭，老覺得沒人要我了、大家都不喜歡我，那我要先把大家丟掉，才不會被丟掉。現在，還是會閃過這些念頭，但能夠區辨它們其來有自，不因此耍脾氣。

我沒想過會對醫師吐露最深沉的心事——我擔心自己不會好，又或者某個程度上，我不相信自己會好。憂鬱症課本都寫六到九個月是標準治療，思覺失調症康復率不是太高，那躁鬱症呢？會好嗎？很痛苦的時候，我會認為最糟糕也就這樣了，最好也好不到哪裡去。哀莫大於心死的絕望感。之前療養院的L醫師說會好，我老覺得他騙我。

**〔嘗試〕**

會談完，好像發作的時間點也到了，又開始想撞牆，每個地方、每道牆都是誘惑。「想要」並不痛苦，痛苦的是「想要卻又不能夠、又快忍不住」。躺床躺不住，賴在桌角、牆角會更想撞頭，最後決定像媽媽建議我的，自願滾進保護室。其實不被打擾的感覺還不錯，幫自己靜心、休息一下，唯一的缺點就是空調太強、很冷，還有隔壁另一間保護室的病人嘶吼、罵髒話有點可怕。這是第一次嘗試以這種方式保護自己。

從保護室出來，剛好是職能活動時間，是我第一次答應老師的邀請，是我的第一次OT。編幸運繩挺有趣的，也沒那麼害怕空間、人群的壓迫感了。

開完會的婉兒姊姊聽說我的兩個嘗試，兩手都給我比讚。原來，這一個月的自己，還是有那麼一些不同，有往前走一些吧！

*最近很能吃，老是餓。

*加上今天醫師多開的兩個半顆自費藥（保護神經的，健保只給付失智症），每天的藥又變多了。一天要十五粒左右的藥來維持生活、維繫生命，有點哀傷。

## Day 30

### 二〇一八年十二月十一日（二）

**〔會議〕**

沒人跟我說過這次會有誰來病房參與會議（家庭會談）。原以為是爸爸、媽媽和醫師、專師談，沒想到早上打電話給心理師才知道她也會到，等到下午見到系主任跟系辦姊姊也在，差點嚇昏，幸好我不需在場。這麼大的支持系統為我開會的感覺很驚恐，那是一種問題兒童的家長被叫到學校的概念。雖然自己的需要可能被看見，卻不習慣聚焦的目光，我老是自己ㄍㄧㄥ著，直到受不了而爆炸，還是覺得事情沒那麼嚴重、可以再試試。

心理師、系主任、系辦姊姊在病房的現身，是很奇妙的景象。當他們和醫師、專師、爸爸、媽媽在一起，是虛實交錯感，是外界與病房的不同，是不一樣的連結。唯一相同的是「這些都不是想要就能見的人」。好像比較能多感覺到一些真實世界的氣息，有許多我必須面對的「不單純」、「殘酷」，和「假」的病房世界雲泥之別。我應該好好回想自己是什麼樣的？病房的三十多天帶給我什麼？屆時才不至於太錯亂。

## Day 31

### 二〇一八年十二月十二日（三）

**〔心理測驗〕**

做了傳說中的魏氏智力測驗，三個多小時的測驗，分了幾次完成，時間、項目冗長到令人不耐煩，雖然很睏，前半段作答狀況比之前考期中時好得多，至少沒有走來走去。即便呆滯、緩慢，能完成也挺心滿意足了。

**〔只欠東風〕**

家庭會談、心理測驗都完結了，那也差不多要出院了吧？支持系統完備，所欠的東風，就是自己了。

乖乖服藥、不傷害自己是最基本的，也是最難的。撞頭、藥物過量、割手、翻窗檯，其實也不為什麼，身體就想那樣，我也不知道為什麼是用這個方式而非那個。生活中的任何事情都會忘，吃藥也是，尤其現在三餐飯後加睡前，住院前用了藥盒服藥情形才比較好，但是有些藥看到就反胃想吐（特別是鋰鹽的金屬味、魚腥味），我不確定不會噴出來。哪時候會發明出多合一長效針劑呢？

雖然腦部結構每次背、每次忘，可是精神疾患的fMRI（功能性核磁共振造影）是課本最愛放的圖，腦部的某些結構會受損、發生改變，我應該加油一些，為自己負責，不要使腦細胞繼續死掉太多。

住院之前都不吃東西，家人給我塞一堆吃的，通常是不歡而散，大家都氣噗噗。現在太會吃，整天都在吃，連媽媽都這麼說。有點恐怖，在這裡長了差不多五公斤，如果再不節制，可能會因為藥物副作用而發胖。

一想到在真實世界也要能好好照顧自己，就覺得好難。

## Day 32

### 二〇一八年十二月十三日（四）

**〔反覆〕**

下午依然無法遏止撞牆的衝動，隔壁樂樂媽媽提醒我，爸爸、媽媽在等我。於是，乖乖自己進保護室半小時。光是今天就吃了兩次備用的抗焦慮劑，有點怕出院以後沒有藥、沒有保護室，SOP就不能用了。喔對，真的想傷害自己的時候，之前跟專師姊姊討論出來的十個處理方式，前八項在衝動的時候都不管用。

我在想，這兩天的情緒和出院是否有關，留心不讓它氾濫，但是面臨許許多多分離，以後可能都不會再見的人，還有回歸校園的繁瑣，那種突然硬生生被空降、丟回現實的感覺也挺可怕的。我原先設想的漸進、過渡，似乎不存在。我能好好活著嗎？

**〔自排藥〕**

每位病人出院前，護理師都會安排自排藥訓練，也就是不再單純由護理師給藥，而是自己從藥袋中拿取正確的藥物，幫助病人建立獨立服藥習慣、更了解自己服用的藥物之功效。

婉兒姊姊拿給我自排藥表單時，我一開始就是拒絕與牴觸的。除了當下情緒不穩定、「番番」之外，也有些抗拒制式化流程及行為治療。最主要的是不想經驗一次又一次剝藥殼的動作，那是深深的無力感，每天將十幾粒藥化入愁腸，每天重複一樣的儀式，而操刀的是自己，那真的很想死。

本來以為婉兒姊姊會因此而發火，不言不語、生悶氣，沒想到她沒有硬碰硬，先處理我近日的情緒問題，幫助我好受一些，再告訴我她花費心力幫我準備自排藥訓練，對於這件事情，我就沒那麼抗拒了。

糟糕了。有點被婉兒姊姊猜到，捨不得她，捨不得專師馨馨姊姊，就算偶爾回診可見的醫師，也捨不得。但我真的想回家、回學校了。

## Day 33

**二〇一八年十二月十四日（五）**

夕陽西沉，今夜註定無眠。

一個多月的逐漸熟稔，如今即將揮別，沒有回頭的可能性……。

其實我很清楚遲早會有這天，不是嗎？默默地、一點一滴地為這天做準備，畫圖給每一位感恩、在乎的人，不就是為了讓自己在面臨分離時，好受一些嗎？

電話裡，我對爸爸說：「不捨得也必須捨得！」我必須回去，回家裡、回學校，那才是我真實的人生。

## Day 34

**二〇一八年十二月十五日（六）**

今天破戒撞頭，七天之約功虧一簣，是心緒紊亂無法消化的表現。對於未來的未知讓人惴惴不安。我想出院，只是總覺得少了什麼。

**〔出院〕**

歷經了三十四天與世隔絕的急性精神病房生活，今天爸爸、媽媽帶著我辦自動離院，縱然醫師還不想要放我走，但我覺得也差不多是時候了，接下來就期末了，總不能讓期中考、期末考塞車，我也不願意自己用住院逃避應該面對的事情。

我抱一抱樂樂；和嘉嘉相互勉勵；替小不點蓋好被子；跟小海交換自己的畫。戀戀不捨地道別。

終於回到家裡，時隔一個多月、五週的日子，特別漫長、恍如隔世。儘管捨不得住院期間認識的小夥伴們，大家還是各奔東西，一切都各歸各位，他們有他們該去的地方、該做的事，不論繼續住院、機構安置、日間病房、回歸生活，都有各自的天命，正如同我也必須往前走一樣。

人生在世，無從選擇的來了一遭，那是不是可以選擇好好過一回？如果住院是轉口站，那麼，現在的自己也能算是重新再活一回吧？

## 心理小學堂十　情緒因應策略

這是住院的時候，專師馨馨姊姊教我的情緒因應策略，和大家分享。

步驟一：列出（至少）十項可能幫助自己穩定、緩解情緒的具體方法或活動

步驟二：為這些項目評定有效程度

步驟三：依有效程度重新排序，數字越多，效果越強

（可考量資源易接觸性綜合排序，例如：可獨自執行或需人陪同）

（九或十可以幫自己設立停損點，真的不行還是要尋求專業協助）

步驟四：情緒來臨時，從一開始依序嘗試，直到情緒漸漸安定下來

＊也可以做成小卡片隨身攜帶喔！

以下範例：

| 步驟一&二 | |
|---|---|
| ·畫圖 | ★★ |
| ·寫字 | ★★ |
| ·寫日記 | ★★★ |
| ·聽音樂 | ★ |
| ·騎腳踏車、跑步 | ★ |
| ·找人聚會 | ★ |
| ·睡覺 | ★★★ |
| ·講電話 | ★ |
| ·心理師 | ★★★★ |
| ·急診 | ★★★★ |

| 步驟三 |
|---|
| 1. 聽音樂 |
| 2. 騎腳踏車、跑步 |
| 3. 寫字 |
| 4. 畫圖 |
| 5. 寫日記 |
| 6. 睡覺 |
| 7. 講電話 |
| 8. 找人聚會 |
| 9. 心理師 |
| 10. 急診 |

# 走過一遭

## 生病是上蒼的眷顧

### 二〇一八年六月十四日（四）

情緒和認知功能的影響，讓我一直覺得對組員愧疚、拖累小組。

直到今天輔導原理報告，主題是心理疾病，我做了一個影片陳述罹病的心路歷程，包含憂鬱症和選緘。老師和同學們謝謝我願意分享，激動甚至讓老師面紅耳赤。這是生病以後第一次，我能夠以自己的力量做些什麼，還能夠用親身故事去撼動生命，對我而言，意義非凡。

「組員車禍住院不能出現，你能夠諒解嗎？」心理師反問我。「身體上的車禍可以被接受，那麼腦部、心理的車禍呢？」我啞口無言，只是點頭。其實心裡都明白，卻還是會因為一事無成的搭便車而內疚自責。

「你在信裡曾經提及『自己不再是那個單純的小女孩』，**的確是回不去了，看著你漸漸長大，雖然付出一些代價，雖然連滾帶爬，但是，就這樣狼狽地走著也好，繼續下去才會知道未來的風景，那是絕對值得企盼的。**」晤談結束前，心理師的眼神特別溫暖，柔軟地直入心扉。「**這是上蒼的另一種眷顧，讓你能夠有機會好好休息。**真心希望你能夠幸福。」她真摯地對我說。

遇見許許多多幫助我的人，是上天給予的無比憐愛，雖然過程中帶有苦痛卻是特別幸運和幸福，無以為報的我，只能在心裡默念一次又一次謝謝和謝謝。

〔補記〕

若說疾病是一種「苦難」經歷，大概不太會有反對聲浪，說是「考驗」、「磨練」也還說得過去，但是，上蒼的「恩賜」會不會太過不通情理而矯情了呢？病久了，也就想通了。生病是停歇、改變的契機，給我機會摸索出適合自己的生活模式，給我過往不曾擁有的生命經驗與學習，只有我能獲得而珍稀的禮物，某個程度上的確是上蒼的眷顧。

※以病為師：生病是上蒼的眷顧，它的出現必然有意義。

## 和時間做交易

二〇一八年十月二十三日（二）

「冬天飄著雪；夏天知了唱；秋天葉兒落；春天花滿院」這是一首優美童謠〈水

牛兒〉[24]的片段歌詞，述說四季遞嬗、時空移轉。說到時間這件事情，古今中外作品還真的不可勝數，現在的我突然有一種感慨：時間好像是《浮士德》裡的魔鬼，而長大的過程中，我們不斷與之做交易而無法自拔。

我想念我自己。想念那個出賣給時間的靈魂。想念那個乾乾淨淨一如白紙的小女孩。

昨晚在教官室待了半個夜，面對不穩定的狀況只能帶著自己尋找一個地方保自己一命，彷彿孤鳥浪蕩天涯無處歸，最終還是倦得回宿舍昏睡。鬧騰一晚後的早晨，心理師讓我單獨在諮商室安睡一會兒，夢醒不禁想起上週心理師對我說的一段話：「一年級時你還傻傻的、還在見世面，學會洗衣服、敢探索圖書館……之類的，解決適應上的問題好像就很開心。」當時的自己像個孩子，小小一步便是大大滿足，後來開始有所求，不安定就相伴而生。我寧願傻傻的，也不願看見世界的背面。我想念我自己。

我在想，二十年以來，究竟與時間惡魔交換過什麼東西？以純真爛漫換取不凡的經驗；以曲折挫敗換得再戰的勇氣；以疾病凌辱獲得別人無從擁有的生命學習課。思忖良久、心緒久久不能平息。**失去了許多，擁有的並不少；以往對於光陰的奢靡揮霍，現在對於一切捧在掌心愛惜；我們的回不去，暗示著所有的苦痛終將過去。**

24〈水牛兒〉收錄於專輯《百萬富翁》，演唱、作詞、作曲：滿江，發行者：易柏文化。

時間是魔鬼，也是魔法師。

※以病為師：生命中的每一刻都是最好的交易。

## 復原路上的懸崖

### 二〇一八年五月七日（二）

關於接受藥物治療漸漸康復的憂鬱患者是自殺的高危險群，以前聽過一個說法，解釋並非藥物帶來的副作用，而是患者在最低潮時無力執行自殺，在恢復行動力以後，加劇了實際行動的可能性。

現在想想，也許還有一種可能。在病得最厲害的那些日子，是世界最寬容的時候，當我們走在復原的路上，世界將會淡忘我們的需要，我們依然在懸崖峭壁上舉步維艱，可是崖邊反而少了一張墜落之際能夠承接住我們的網。

很多人形容憂鬱是心靈的感冒，但我會說它像超級流感、像癱瘓、像失智、像癌症、像慢性死亡。

# 不想痊癒的理由

## 二〇一八年十月十日（三）

這幾天漸漸從輕躁轉向鬱期，沒辦法去上課的情況比較頻繁，請假是癱軟在被窩裡握著手機聯絡的。昨天下午的期中考是在系辦連滾帶爬完成的，儘管系辦姊姊讓我在嶄新的優雅木紋長桌寫考卷，抵擋不住睡意與暈眩的我在考試過程中，不斷於偌大的辦公室內環繞，最後坐臥在沙發上謄寫答案才終於結束兩個半小時的考試。或許別人看到我的應試過程會感到詫異，可是那不就是我盡力以自己的方式完成此事嗎？

其實我現在更害怕輕躁，也害怕藥物導致無法沉淪亦無法高升的窘態，我寧願掉入幽深谿壑。總覺得藥物雖然保護我不會在鬱期摔死，但是那種感覺也挺古怪難受的，彷彿自己是秤砣上懸掛的那塊五花大肥肉，被繩子勒緊卻又搖搖欲墜。還是不太習慣那些狀態，某個程度上，輕躁是長期處於較為低落的我所嚮往的、卻很少經驗到的，**與其說渴望的是輕躁，倒不如說是那種無憂無慮、隨心所欲的感覺，一般人能夠經驗到的快樂**。

希望病況轉好、有所起色，卻又不想痊癒、害怕痊癒，自相矛盾的心情不斷拉扯著。

我很想好起來。雖然朋友說不是所有人都跟我一樣，願意分享深沉的病況與心路歷程，當時我的回應是：「過了某個點之後，就漸漸能夠接納自己與疾患，**敘說是為了不造成誤解、不把愛我的人拒之門外。**」當然，有時候還是很討厭這樣的自己，誰不希冀一生平安康健呢？可是，有時候的想法背道而馳，**貪戀著醫師、心理師、師長、親友給予的關心；畏懼著孤身一人的寂寞與壓力；害怕去除了疾患所致困難後的自己是真實的庸庸碌碌、技不如人、自慚形穢。**所以，我似乎不忍割捨疾患帶來的特權，某一部分的自己寧願病著。

雖說生理的部分不可控，只要接觸過醫師、心理師等醫事人員，或者讀過一些心理學，都會明白大多數的精神疾患並非那樣全然歸咎於身體因素、外在環境因素，某一部分仍然需要透過自己願意想通、願意改變。或許，潛意識、前意識及意識裡存在的思想牴觸，亦是使我拉長病程的原因。

**※以病為師：理解自己的狀態，面對真實的自己，才能聽到內心真實的聲音，因而能夠多幫自己一些。**

# 結語

〈住院〉這個章節，希望讀者持保留態度，每個醫療院所、每位醫事人員的處理風格和方式有很大的異質性，加上住院的時候，勢必是我比較混亂的時期，所感知到的不一定是事實，儘管盡量實事求是，身在其中，所思所想難免偏頗，僅供參考。總之，住院這件事情沒有絕對的好與不好。

身為病人和心理系學生，我明白簡簡單單幾個字背後對於個案意味著什麼，包含症狀的無法自控、藥物的療效與副作用的不好受、出院的渴望、保護室的約束及打藥、恢復生活功能的急切、家屬的態度等等；也知道醫療團隊的說法、做法、考量及立場，每一個醫療行為都有其背後的意義。所以我會盼望SOP之中還要納入個別差異。

我們總是著眼於不慎闖入的污點，反倒忽略了污點只是一張純淨白紙上微不足道的存在，因此得不償失。其實，凡事都是一體兩面的，生病帶來的不是只有失去，而是失與得相伴相隨。所有的路都不會白走。

當醫師、心理師告訴我「可能會好，可能伴隨部分殘餘症狀一輩子」之際，我還是有點生氣，特別絕望地哭了，即便這些知識我早已具備。這不是一本敘說如何治癒的書，也沒有奇蹟式的happy ending，〈走過一遭〉章節所能記錄的僅是走在這條路上，可能遇到的難關，將最容易被忽視的留下。「痊癒」，似乎是望不見盡頭的終點；「康復」，像是循序漸進的過程，踏出的每一步都通往更好一點的自己。就算殘餘症狀依然能夠享受生命，就是康復的證明。

住院那些事

# 後記

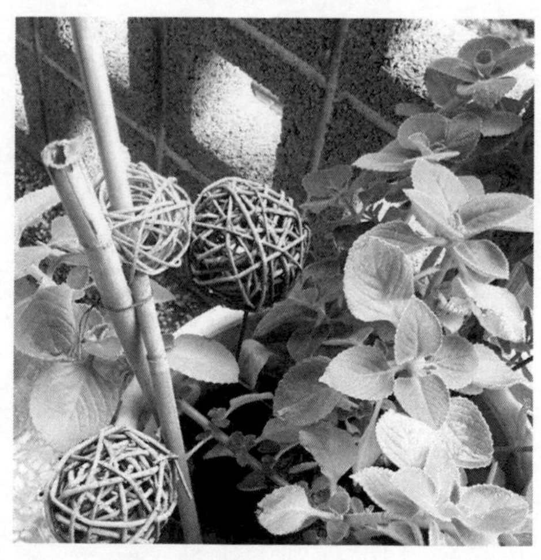

二〇一八年十二月中出院以後，爸爸、媽媽輪流陪我回學校完成大三上學期僅剩的三週課程，病懨懨地考完各科的期末考、期中補考。經過了一個月的寒假休養與治療，大三下學期，我依然沒有休學，還是回到了學校，去經歷學生最平凡的生活。

然而，我感覺得到，很多事情都不一樣了。五週的病房生活，當然沒辦法澈底治好我的病，可是，我收穫了許多寶貴的經驗與體悟。暫時脫離學校生活，病房裡的多元活動讓我不再時時刻刻抱著書、逼著認知功能狀態不好的自己學習不輟，我開始願意承認，自己並非他人所看到的那麼認真、那麼喜歡讀書，雖然我不排斥以這樣的方式攫取知識，卻希望在背負他人的期待之外，做一些自己更喜歡的事、尋找自己真正想要的生活。另外，與醫療團隊、病友的朝夕相處，提供了一個練習說話、練習溝通的環境，出院後的我，將這樣的學習帶回生活中，比起以往，我更願意去談、去表達自己的想法和感受，我說得多了，也說得更好、更流暢了，心門確實多打開了一點。

再後來，在家庭諮商的過程中，我和家人學習到嶄新的交流模式，愛的「量」不變，一樣無窮無盡，可是愛的呈現方式不同以往，「質」的轉變使得愛更加溫暖親密，不再是勒得讓人窒息的枷鎖。或許，客觀層面，這樣的家就像世上絕大多數的家庭一般平凡，有笑有鬧，有甜蜜有爭吵，不過，這就是我多年來夢寐以求的家，不完美，然而，足夠美好。而我的個別諮商，在這麼多學期以後，終於慢慢進入正軌，開始願意說出自己更多、更深層的故事，不只是在文字的世界裡，也在語音、具像等各向度組成的實體中，真正接納、面對、揭露完整的自己。

以長程生命來看，**這兩年病得不是時候，也病得正是時候**。對我而言，**精神疾患不是我，但是我的一部分**，也不只是疾病而已，就像心理師告訴我的，**它是上天的禮物，給我休息的機會、給我改變的契機、給我一個脈絡理解自己、給我獨一無二的生命經驗與學習**，再者，如果精神疾患不曾出現在我的生命中，也不會有這本書的誕生。**疾病之外，還有平凡而不平板的生活，還有一個真實而完整的我**。

在這個漫長難熬的過程中，我想感謝每位幫助過我的人，謝謝醫師、心理師陪我走過這段非凡的旅程，始終以我的安全健康為先；謝謝朋友Amy、小溫、孟孟時常給予我堅強的情感支持；謝謝室友瑜、莞芊、阿綺照顧經常身體不適的我；謝謝晨心學姊、徐樂學姊、Ann學長總會在我最需要的時刻承接住我的情緒，並提供實質性的建議；謝謝悠竹、小山豬、Brittany、Bonnie、Cherry、Joyce、Judy、Yang等心理系一〇九級的同學們幫我錄下上課內容、協助處理情緒和口語的部分；謝謝學校每一位給予課程與評量方式調整的老師們；謝謝國中葉老師、高中王老師一直以來的照看與視如己出；謝謝爸爸、媽媽、妹妹、弟弟、阿嬤、外婆為我做的一切；謝謝心輔組每位心理師的保護與支援；謝謝醫院病房遇見的住院醫師、護理師、職能治療師、社工師、病友短暫卻刻骨銘心的緣分；謝謝秀威團隊讓這本書可以順利問世……因為有你們，我有更多力量堅持下去，雖然無法一一羅列，但永銘於心。不在時區的日子裡，感謝有你們在。

如同書中曾經提及的，每個人的經驗都不同。在此附上警語：**當我敘說自己的故**

**事，希望能夠帶給類似經驗的人力量，但不過度涉入我的情緒或者因為感同身受而憤世嫉俗；希望能夠讓其他人更理解精神疾患者的世界，但不以我的狀況為某個疾患的模版或者過度類推到不同患者身上。**謝謝大家幫我保留這份初衷。

我還沒有康復、痊癒，但是我還在努力，就像依然在yibingweishi書寫一樣，我的生命故事也會繼續下去。

但願正在閱讀本書的您，未來無憂無疾、平安康健、一切都好。

# 暖心×悄悄話

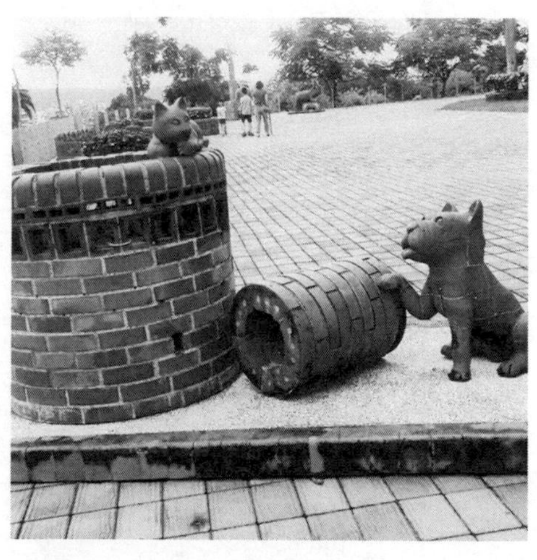

# 同學篇

## ※Bonnie，作者系上同學

我曾經聽我的精神科醫師說過，**生病、創傷這類事件就像是在心上狠狠的捅了一刀，在受傷的我們尋求醫療幫助以前，心上的傷口可能會惡化，當然也有可能癒合留下猙獰的疤。**

可絕大多數的時候，我們就只是放著傷口惡化，甚至沒有意識到我們帶著傷，或者視而不見。而進到診間、諮商室的我們，有可能是發現了傷口，尋求幫助試圖讓它不再疼痛。

聽起來似乎很合理，對吧？受傷就找醫生治療嘛，治了就會好，對吧？

但事實上，處理傷痕是漫長繁複又消耗精神的過程，更重要的是，這麼長的路，很有可能沒有盡頭。

而這本書，這些片段，都是真實的、一點一滴的紀錄。

或許看起來是零碎的片段，但它們就像是拼圖，需要一片片的拼湊，才能看到完整的風景。

她在書裡記下：「心理師寫道：『開門的決定權在你，你可以有最大的影響力。』」海希盡了全力打開了她的門，試探著走在治療的路上。這些文字、照片都記下了她面對這些議題的過程。不論是關於自己對這些症狀的掙扎，進入治療後被貼上標籤的困惑，對於服用各種藥物的恐懼，諮商晤談中的痛苦，處於校園中的課業壓力，面對家人朋友的自責……，這些心理活動對於一位困於這些症狀的人，是確實存在的，也是巨大的壓力來源。

她記錄的情感很樸實卻足夠深刻。憂鬱的狀態是真的足夠毀掉一個人，被憂鬱抓住的人，是真的如她所寫的無力、嗜睡、焦躁，這些情緒不僅僅止於厭世，更多的是懷疑自己是否應該存在。伴隨而來的生理症狀，例如她寫到的耳鳴、閱讀困難、解離等，也會讓處於症狀中的人更受折磨。可是很多時候，被這些症狀束縛的人們是被大眾忽略的。

「到處都是歡聲笑語，再也看不到在笑聲掩埋下為使人看不到的任何眼淚了。」

——杜斯妥也夫斯基《群魔》。

絕大多數的人們不受這些困擾所苦，那是我們所羨慕的；而多數的我們也不夠勇敢，把心門大開讓更多人看見。海希很勇敢，她把她的故事和經歷揉碎了攤開來，讓所有閱讀的人們真切感受到她這個人。

希望看到這本書的人們，能撥開充斥在生活表面的歡聲笑語，仔細的感受被掩埋住的、真實的鹹澀與眼淚。

# 室友篇

## ※莞芊，作者室友

我是她的室友，她是個文靜、有規劃、清楚自己要什麼的女孩。有一回我和她吃飯，托盤上盛著各自的餐點，喧鬧的餐館裡，我清楚記得她是那個吃完後妥善把衛生紙、餐具再整整齊齊納進托盤裡的人，從小細節裡可以看出她的溫良、友善與細心。

學期間，沒有仔細觀察不會察覺她的異狀，一如往常地，她會提早出門上課，傍晚回宿舍完成作業、複習課業，但有一段時間，可以隱約察覺她的低氣壓，一種悶悶的感覺，但卻是無從自「妳心情不好嗎？」問出個所以然的情況，直到她親口談及吃藥、看醫生。

很明顯地，她不喜歡別人的過度關懷，大概是一種不喜歡被另眼相待的心情。那天晚上，我們騎過長徑掛了急診，是飲食造成的不適（與原來的狀況沒有太多關係），醫生問診的過程中，有著小心翼翼，是醫病關係裡無措的試探，她紅了眼眶，與選擇性緘默症又有了掛勾，那樣無助的心情，只有當事人可以吸收與釋懷，我在旁邊靜默著、陪伴著，彷若長廊裡的寂靜是最好的旁白。

**關於幫助，我認為只有傾聽與陪伴，再無其他了，在她重建自我、適應自我的過程中，她在摸索自己，甚至形塑自己能接受的樣子時，太多的外力，會讓她亂了手腳。不過，我還是希望她真的需要幫助時，可以開口求助，不必怕麻煩別人，因為人人互助，是普世的價值。**

## ※瑜，作者室友

忘了是真正開始認識海希的日子，只記得當時我們是大一室友。有海希、有莞芊還有我。那時候我們一起住在一間牆壁會漏水的五一四室，換著接水的臉盆啊、寶特瓶啊，然後就這麼樣的過了好幾天外面下大雨，裡頭下小雨的日子，於是乎就漸漸熟了起來，慢慢、慢慢地多了一些生活上的分享以及關心。這些分享跟關心呢，其實也就是遠遠淡淡的，並不刻意或發狂熱情的討論八卦，也鮮少因行程相似而黏在一起，一切就是很平靜、也很自然，然後很緩慢地認識了海希，我想海希應該也是這樣認識我的吧？不過，我可能更躁動一些就是了。

然後我們就三個住在一起，過了好一陣子。那時候我們晚上會聊白天的發生的大小事蹟，剛起床的時候會聊一些好像很哲學的話，然後海希有時候就會寫下來，再搭配一個小插畫。「**有時候不是天生適不適合，而是你會很認真地為自己想要的事物努力，然後有了適合。**」這是某天早上，我們三個人共同下的結論。大一的時候常常會想像自己跟海希一樣，可以耐著性子寫字還有畫圖，最常跟室友們說的一句話就是「我覺得我想當作家」。不過室友們應該都很認真知道，這就是我很認真的「想像」，畢竟那時候除了期中、期末考前，外加趕著微積分、線性代數作業，本人大部分的時間喝酒多過拿筆。

某一天，我一如往常很不專心地讀著書，抱著一本還有兩百多頁期中考範圍還沒讀的線性代數，為隔天的考試掙扎著。好像是那一天，海希很小聲地說出了她生病的事情，需要吃藥，也可能會常常睡不太好等等的。也許是海希很小翼翼地保護著這件事，不太敢說，也有可能是我們太過不細心而沒有注意到海希的改變。但是那一天，她鼓起勇氣，很小聲地跟我們說了這件事。說了她去看了好一陣子的醫生，吃了好一陣子的藥，就這樣過了好一陣子不那麼舒適平靜的生活。後來的我們似乎比以前更加貼近，更常談心，海希好像也比前更敞開心房，願意分享的好似更多了。於是我們又繼續的「過日子」，過那個對我來說瘋狂而毫無煩惱的新鮮人生活，每天最終目標就是生產闖禍日記；過那個對莞芊來說，需要很多一百分跟第一名的生活；過那個對海希來說，可能是極力尋求平衡，卻很可能是力不從心的生活。直到大一結束，然後我離開學校宿舍。

離開宿舍的我跟海希發生了一些什麼呢？很偶爾的，我們在IG上討論畫圖心理分析，分析了我和妹妹。我們也曾經花了一點點我上課不專心的時間，討論了「喜歡」和「愛」的感覺有時候很像，所以人常常會覺得這兩種情感沒有互斥的空間，可是有時候，這兩者互斥的感覺，卻又是如此真實。然後她很平靜地聽我闡述著我的論點，然後想著。不過更多的時候是「我又忘記帶鑰匙了」、「我又把電腦弄壞了」等雞毛蒜皮小事跑到她和莞芊的新房間求救，然後他們又重新聽我說著那時的我又惹毛了誰誰誰，闖下了什麼於我而言「死不了都是小事」的大禍。

海希對我來說，一直以來都沒有什麼莫大的改變，即便在她跟我和莞芊說生病事件之後。我說的是，她給我的感覺。不論在生病前、生病後。一直以來都是平靜沉穩而有自己想法與執著的思考者。不管是剛認識的她，又或者後來的她，一直以來都是個很體貼，也很怕麻煩身旁朋友的人。所以說，當海希找了我寫稿，寫些她生病之後如何與她相處，「一**如往常**」就是第一個浮現在我腦海的詞——一如往常地有空時聊上一兩句；一如往常地在一般的節日給予關心與祝福；一如往常地嬉笑；最後一如往常地打從心底希望她好好的。

如同一開始認識海希一般，**就是如此平淡平靜但是深遠，不是很長時間膩在一起，隨時隨地問候，但是放彼此於心上，是真心在意與關心**。所以啊，海希，不要害怕麻煩朋友，因為朋友們有朋友網絡可以互相幫忙，別怕！

# 朋友篇

## ※Amy，作者近十年摯友

〔看不見的雲〕

當時光機把我的記憶倒帶回國中入學的第一年，我印象中有個女孩靜靜坐在教室的一個角落位置，看到有人迎面而來總是微笑著，但似乎不太敢主動與人打招呼或接觸。靦腆的笑容，是我對你的第一印象。

國中的第一年，是你給了我莫大的勇氣走進那永遠充滿咖啡香的導師室，如同老師當時說的「我的發言人」，又或者，你總是在別人心情低落的時候給予最多的陪伴與鼓勵，但似乎有時候會忘了自己需要的。

但不知從何開始（或許是國二下的時候），你內心的光裡好像多了一些雲，和一些下不下來的雨。也忘了確切的日子，只記得你還是坐在邊邊的角落位置，幾個同學圍著你和你說話，但你板著臉不搭理，繼續埋頭看著桌上的習題，寫著一頁又一頁，一直埋頭做著自己的事情。老實說，當時的我，有些嚇著了，那一瞬間，我好像變得不太認識你，又或者當時的我真的還沒意識到你內心那片雲的存在，只是一直像個頑固的小孩一樣，想要得到你的搭理。也有一陣子，我們的互動好像變得很少、很冷漠，我當時思考著我是不是說錯了話，是不是做錯了什麼事情，惹得你不開心，但如今回想起來，我所做錯的事情或許就是急迫得像熱鍋上的螞蟻，試圖想讓冷漠的友誼回溫，一直沒有留空間讓你理清你的思緒。

後來升上國三，你在班上消失了一段日子，像飄了的雲，連我都不清楚你的去向。回來後，你常穿著長袖或戴著運動手環掩著手上一條一條紅紅的傷，後來我才知道，那不是你新的裝備，是你在掩蓋當時內心那片雲的出口。

**〔讓雨飄下來：我不是捕雲的人，但你讓我更了解它一點〕**

有幸大學念了同一所學校，你在人生新的階段讓內心的雲更加有著落了。我所說的雲即是憂鬱症。還記得大一的時候，我們花了一整天從學校走到林百貨，走到赤崁樓，走去吃度小月，你沒有喊累，但我想你是努力地撐著。「晚上要不要一起吃飯？」「有點焦慮，有點累，改天好嗎？我們大學後的訊息大概很常出現類似這樣的對話。原本早已約定好的餐敘，因為那片雲在你身心作祟而告吹了，一開始我不是很理解，甚至有些難過，好像回到國中那一陣子的冷漠。後來那片雲在你心裡似乎更加發威了，讓你時常進入緊急狀態，進了醫院，有時候要等一陣子才連絡得到你。

一開始，我著急著聯絡你，害怕你出了事，身邊的人也急著找你，但卻沒有意識到你不喜歡這樣一直被追蹤的生活。感謝那一天，你的一則訊息彷彿點醒了我這個痴愚者，讓我不再當那個把你關進鳥籠的人，也感謝你讓我認識你內心的雲，即便它難以捉摸，飄浮不定。

相識將近十年的光陰裡，我彷彿在高中的鴻溝之後又重新認識那個女孩，也重新認識她那名為憂鬱症的新朋友。

我不是捕雲的人，但是你讓我更了解它一點。

〔後記〕

上了大學，意識到身邊出現憂鬱症狀的人越來越多，**一開始並不知道該如何向他們講話才不會輕易的傷害他們，但後來發現，他們身為人，同樣值得一個平凡的對話、平凡的互動、平凡的生活**。我更感謝那個女孩出現在我的生命，願意與我共享平凡生活裡的不平凡與驚艷。

# 師長篇

## ※塵墨，作者國中老師

**一個人包含了身、心、靈三個向度且密不可分，加上生理以及心理的反應成就一個人的樣貌**。海希能勇敢書寫自己的醫病歷程及內心的轉折實屬不易。淡淡的悲傷、濃濃的情緒，一次一次探問傷痛，一字一字展開挑戰靈魂，擺脫酸楚航向另一層次的高度，返回現實。

記憶猶新，初見海希是個青澀沉默的小女孩，卻有著善解人意與體貼別人的胸懷，身為師長如我，從不擔憂她的功課安排，只需叮嚀多加餐飯、多添衣物的日常。我們之間的互動，亦師亦友，更喜歡看她的日常隨筆、聽她惜「字」如金的話語。欣喜見到海希能一筆一筆刻畫她內心的呼喊，在回顧與省思中找到心的歸依。

這本書肯定會是令人深刻的閱讀體驗，讓所有與海希有相同困惑的人，藉由閱讀本書更了解自己，也讓有同樣子女的父母，理解洞悉自己的孩子，擺脫苦惱，進而伸出愛的援手。

謝謝海希，讓我再一次走進你！

謝謝海希，勇敢表達醫病過程分享經驗造福他人。

也祝福海希，未來步步穩健、踏實快樂。

# 手足篇

## ※Daphne，作者妹妹（相差一歲半）

我其實挺想知道妹妹身為精神疾患者的手足，她是如何看待我的疾病、是如何被生病的我影響著。妹妹覺得自己寫出一篇文章有困難，於是改以「我問她答」的訪談方式進行。

一、你姊生病之後／之前有啥不一樣？

答：嗯……其實雖然前後時間不長，但是因本人記憶力有限而貧乏，所以其實不太記得了，但竭盡所能回憶一下，應該說以前比較有腦、比較克制，之後就比較肆無忌憚地幹（有時行為幼稚猶如87小兒？指的是EQ不是IQ，雖然兩者都有退化跡象）。

二、身為一個妹妹有什麼感想？有什麼被影響的？

答：嗯……一開始是有被我姊的「豐功偉業」，打下了一片另類的「江山」而驚詫，但因本人性情淡薄以及久而習慣（人之本性），所以秉持著「還能維持人之型態，就原諒她內殼壞掉」的態度，當然，能進化回來我也是喜聞樂見。至於被影響的地方，大概是她在「打江山」期間，讓我跟我弟以泡麵度日，日子過得猶如無父無母的偽孤兒倆？

三、你為什麼還是對你姊那麼好？

答：看在她是我姊，以及人須有感恩之心，感念她正式打江山之前，給予我的犧牲奉獻，以及本人也不曉得具體要怎麼壞的方式，故而無暴力相向、惡言以待，然而，也沒多好（因為我性情淡薄無法太好），而且我懷疑她是因為讓我寫序才說我對她好哈哈。

家裡很少用這麼直接的方式談心，就算只是透過Line，妹妹可能仍然感到尷尬而用比較詼諧的說法回應，但是，藉由她的反饋，我才知道自己的失序曾經讓妹妹感到詫異，即便**她從來沒有因為我的疾病而改變對待我的態度，她始終視我為姊姊，同等的親暱友愛**。

當爸爸、媽媽在醫院處理我的藥物過量或情緒失控時，弟弟、妹妹有時候獨自在家、自理生活，有時候他們由於事出突然而被迫在醫院陪同、必須在車上過夜，這些是我深深對於弟弟、妹妹感到愧疚、虧欠的。

我告訴妹妹，不是因為讓她寫序才誇她好，我很認真、很認真地說：「你是全世界最好的妹妹！」隨後加上「抱抱」、「Love 親親」的貼圖。在此由衷感謝妹妹在我住院時不遠千里來看我、在我出院後陪我回學校考試及回診，以及從小到大帶給我無數的力量與溫暖。

# 家長篇

## ※Mary，作者母親

從她在媽媽肚子裡開始就是一個苦難的磨練，懷孕初期、後期安胎，再到出生僅僅三個月的嬰兒發燒住進加護病房，在醫院中幾次驚險度過，讓我流淚、不安、害怕。

即便身體這樣孱弱，但她從小乖巧、善良、安靜、品學兼優、功課和做事自動自發，不用我擔心，直到國中時，情緒起伏變大，我都以為是壓力過大，找學校輔導老師談談就好。高中一路平順考上國立大學，我以為從此可以卸下她沉重的背包，哪知卻是那個潛伏在她身上的疾患發病的開始。

心理師和小團體的醫師建議她去看身心科時，我還是覺得沒那麼嚴重、不用吃藥，後來，失序行為出現而看醫生、吃藥，我以為那樣就會好。等到情況更糟時，在急診室，醫師建議住院卻沒病床，只好接受先住進療養院急性病房，辦好手續把她留下，離開時，腳步如此沉重，就怕她再也出不來。幾天後，她絕食表示不想留在那邊，接到電話的我，在車內無助地哭泣、無語問蒼天，深怕一個錯誤的決定害了孩子。辦自動出院後，她執意要考完三天的期末考，這三天的二十四小時全程陪伴，望著她空洞的眼神、虛弱的身子、睡不安穩的覺、昏沉半清醒的精神狀態，跟著她在學校周遭來回走動、應考。當我提起她的重書包，才真正體會這個生病的小孩，獨自在外頭生活所遭遇到的困難，遠大於她所能承受的。

從孩子發病變了個人似的，到漸漸恢復，一路上有太多人幫忙，醫師、心理師、師長、同學、朋友等扶助她，神佛庇佑，身心靈團體給我的支持，感恩天地看得出她寫作的優勢能發揮長才，才能以本身生病的經驗分享，利人利己。

# 病友篇

## ※小海，二十八歲躁鬱症病友

我眼中的海希是個待人溫柔，體貼又有同理心的人。同時，她也是需要大量安全感的。不過我認為想要真正認識一個人，都需要透過自己的雙眼和心去觀察、去體會，所以作者是個怎麼樣的人，就留給讀者從本書中去感受囉。

我和海希是在病房認識的，而我得的是躁鬱症。躁鬱症是什麼呢？簡單來說就是**腦神經傳導物質出了問題，導致腦內的多巴胺或血清素不平衡、不穩定**。因此躁鬱症患者的情緒波動就比一般人大，又分為鬱期及躁期。想想我和躁鬱症共處已經十年了，我是在十八歲正美好的年紀發病的，當時離開家鄉前往台北我夢想中的學系求學。自由的空氣、美麗的校園和有趣的同學，一切都是那麼的令人期盼，快樂到身體好像變得輕飄飄的。結果才開學過一個禮拜左右，我就因為思想已經到極為誇大，行為脫離常軌，而被家人強制從台北帶回台南。在高速的高鐵上，他們並不能理解我怎麼了，我也並不想回家，於是我們在下車後展開一場拉鋸戰。一開始我奔跑著，我爸一抓到我的手，啪一聲，猛一巴掌就搧過來，好啊，我更氣了，反叛的心是更加強烈。那時不知道哪來的力氣，兩個成人也制服不了不願回家的我，結果就被救護車直直送進醫院了。爾後，我才知道了「躁鬱症」這三個字，其實，聽到的當下我的心情是一種解脫。原來，我從約十五歲就開始的陰鬱、失眠到快樂、浮躁的循環，就是發病前的徵兆。原來，世界上是有人可以懂我的感受的，這個我也不明所以的情緒怪獸，是有名字的。

一路走來，這十年真的是顛顛簸簸，也不算經歷很多社會的磨練。但是人格以及對待事情上的成熟度，我一直是比別人晚熟很多的。我從小養成面對事情的逃避、依賴性使我在學業上從來無法成為我成就感的來源，加上自己又有一些不那麼美麗的完美主義。逃避，拖到最後一刻，發現根本來不及完成，膽怯退縮，我幾乎總是不斷地讓歷史重演。當然，也有時候是受情緒影響，但我始終覺得，我的這個行為模式才是我的壓力來源。最後，我無法突破設計系的關卡，離第一次發病三年後又再一次發病住院。黯然轉學到了英文系，一個我自暴自棄下的選擇，不是思考未來想走的路，而是選擇自己能力應該可以過的了的。

但是這一路上，我很感謝躁鬱症的有兩點，一是令我的同理心升高。不斷地在低谷和山峰間跌撞與奔跑，讓我對周遭有困難的人或是情緒的察覺都更加敏銳，也能對需要幫助的人產生共鳴，並站在他的角度去陪伴、感受。二是家庭關係，原本只專注在事業的父母，也開始能多關注家裡了。我們之間的溝通也越來越進步，其實我要的也不多，我只是害怕回到家是面對一片空虛與冷漠。

最後我想和所有「人」說的是，**只要是身為人，不管你被貼上什麼標籤，我認為那些標籤都無法代表你。那只是一個人幾千幾萬種面向的其中一面。每一個人看待另一個人都應如赤子般，不帶任何眼光，不帶任何偏見，只完完全全看見眼前的這個**

**你**，那社會上紛擾暴力的聲音就會安靜和諧許多。

由衷感謝你的閱讀。

海希

×

心輔室

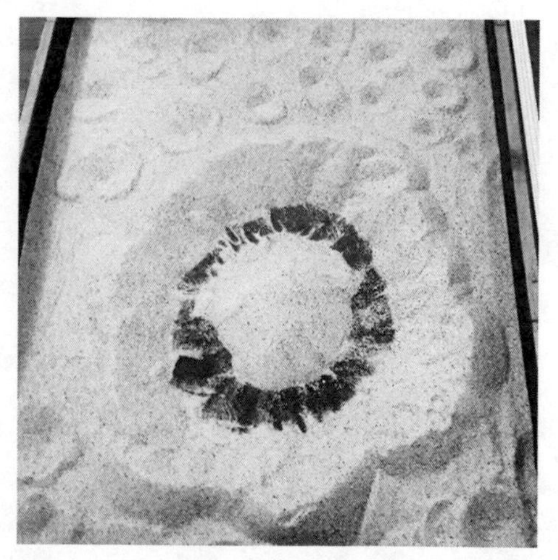

本篇為海希吸收學校所授知識及蒐羅網路上所有心輔資源後所完成的心靈滋養園地。除了提供便利的心理諮商網址之外，亦有利用自身所學精心製作自殺防治、遠離焦慮等實用簡報，還有一個可以用文字表達自身問題的「提問箱」網站，讓「不在時區的人們」可以藉由分享&提問互相交流，一起學習面對親情、友情、愛情等生命議題，給自己再一次擁抱生命的力量。

名人解憂

心理諮商／治療資源

常見實務問題參考指南

自殺防治

向焦慮說bye bye

讀者匿名提問之回覆

啟思路17　PG2239

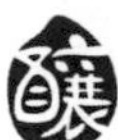

# 不在時區的日子裡，謝謝你還在：
## ──心理系躁鬱少女的「現實」動態

作　　者　海　希
責任編輯　石書豪
圖文排版　莊皓云
封面設計　蔡瑋筠

出版策劃　釀出版
製作發行　秀威資訊科技股份有限公司
114 台北市內湖區瑞光路76巷65號1樓
電話：+886-2-2796-3638　傳真：+886-2-2796-1377
服務信箱：service@showwe.com.tw
http://www.showwe.com.tw
郵政劃撥　19563868　戶名：秀威資訊科技股份有限公司
展售門市　國家書店【松江門市】
104 台北市中山區松江路209號1樓
電話：+886-2-2518-0207　傳真：+886-2-2518-0778
網路訂購　秀威網路書店：https://store.showwe.tw
國家網路書店：https://www.govbooks.com.tw
法律顧問　毛國樑　律師
總 經 銷　聯合發行股份有限公司
231新北市新店區寶橋路235巷6弄6號4F
電話：+886-2-2917-8022　傳真：+886-2-2915-6275

出版日期　2020年8月　BOD一版
定　　價　360元

國家圖書館出版品預行編目

不在時區的日子裡,謝謝你還在：心理系躁鬱少女的「現實」動態 / 海希著. -- 一版. -- 臺北市：釀出版, 2020.08
面； 公分. -- (啟思路；17)
BOD版
ISBN 978-986-445-406-8(平裝)

1. 躁鬱症 2. 通俗作品

415.985 109008767

# 讀者回函卡

感謝您購買本書，為提升服務品質，請填妥以下資料，將讀者回函卡直接寄回或傳真本公司，收到您的寶貴意見後，我們會收藏記錄及檢討，謝謝！如您需要了解本公司最新出版書目、購書優惠或企劃活動，歡迎您上網查詢或下載相關資料：http:// www.showwe.com.tw

您購買的書名：______________________________

出生日期：________年________月________日

學歷：□高中（含）以下　□大專　□研究所（含）以上

職業：□製造業　□金融業　□資訊業　□軍警　□傳播業　□自由業

□服務業　□公務員　□教職　□學生　□家管　□其它____

購書地點：□網路書店　□實體書店　□書展　□郵購　□贈閱　□其他

您從何得知本書的消息？

□網路書店　□實體書店　□網路搜尋　□電子報　□書訊　□雜誌

□傳播媒體　□親友推薦　□網站推薦　□部落格　□其他________

您對本書的評價：（請填代號　1.非常滿意　2.滿意　3.尚可　4.再改進）

封面設計____　版面編排____　內容____　文／譯筆____　價格____

讀完書後您覺得：

□很有收穫　□有收穫　□收穫不多　□沒收穫

對我們的建議：______________________________

______________________________

______________________________

______________________________

請貼
郵票

11466
台北市內湖區瑞光路 76 巷 65 號 1 樓
**秀威資訊科技股份有限公司** 收
BOD 數位出版事業部

………………………………………………………………………………

（請沿線對折寄回，謝謝！）

姓　名：__________ 年齡：______ 性別：□女 □男

郵遞區號：□□□□□

地　址：____________________

聯絡電話：(日) __________ (夜) __________

E-mail：____________________